これだけ！
急性腹症

小林健二 =編著　中野弘康 =著

診療に直結する
病歴聴取・身体診察・疾患
のエッセンス

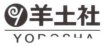

JN194574

謹告 ──────

　本書に記載されている診断法・治療法に関しては，発行時点における最新の情報に基づき，正確を期するよう，著者ならびに出版社はそれぞれ最善の努力を払っております．しかし，医学，医療の進歩により，記載された内容が正確かつ完全ではなくなる場合もございます．

　したがって，実際の診断法・治療法で，熟知していない，あるいは汎用されていない新薬をはじめとする医薬品の使用，検査の実施および判読にあたっては，まず医薬品添付文書や機器および試薬の説明書で確認され，また診療技術に関しては十分考慮されたうえで，常に細心の注意を払われるようお願いいたします．

　本書記載の診断法・治療法・医薬品・検査法・疾患への適応などが，その後の医学研究ならびに医療の進歩により本書発行後に変更された場合，その診断法・治療法・医薬品・検査法・疾患への適応などによる不測の事故に対して，著者ならびに出版社はその責を負いかねますのでご了承ください．

❖ **本書関連情報のメール通知サービスをご利用ください**

ご登録はこちらから

メール通知サービスにご登録いただいた方には，本書に関する下記情報をメールにてお知らせいたしますので，ご登録ください．
・本書発行後の更新情報や修正情報（正誤表情報）
・本書の改訂情報
・本書に関連した書籍やコンテンツ，セミナーなどに関する情報
※ご登録の際は，羊土社会員のログイン/新規登録が必要です

序

　急性腹症の診断は，医師の力量が問われる領域の1つです．腹痛を訴える患者さんに対し診断を確定するまでの道のりは，経験豊富な医師にとってもしばしば困難を伴います．画像診断や血液検査といった技術の進歩により，診断性能は飛躍的に向上しているものの，**最終的に病歴や身体所見と検査結果を統合し，正確な診断を導き出し適切な治療を行うのは医師自身**です．この過程こそが，急性腹症の診療における最も難解な部分と言えるでしょう．CTを撮影すれば答えが見つかるように思えますが，疾患を疑って見ないと映っている異常所見も見逃してしまうものです．

　そこで本書では，病歴と身体所見から鑑別診断を考えるプロセスに焦点を当て，その解説に力を注ぎました．急性腹症の診断において，初療時にすべてを診断しようとするのは現実的ではありません．そのため，まず見逃すと**致命的な転帰をたどる病態を念頭に置き，適切な行動をとるための指針**を提示することを重視しています．

　さらに，本書の身体診察に関する項目では，身体診察を愛し，後輩の教育に情熱を注がれている中野弘康先生に執筆をお願いしました．その熱意と深い知識が，多くの若手医師のみなさんに新たな学びを提供してくれることでしょう．

　本書ではこのように，急性腹症の診療における基礎を築くことを目的としています．若い医師のみなさんが今後経験を積むなかで，この基礎をしっかりと身につけていただきたいと願っています．**基礎が疎かであれば，どれほどの経験も十分に活かすことができません**．本書が皆様の成長の一助となることを願っております．

　最後に，本書の作成にあたり，産婦人科領域で監修いただいた淀川キリスト教病院の柴田綾子先生，そして企画段階から完成まで常にご支援くださった羊土社編集部の大家有紀子様，阿部壮岐様に心より感謝申し上げます．

　本書が急性腹症の診療に携わるすべての医師の助けとなることを願って．

2024年12月

社会医療法人城西医療財団 城西病院 内科
小林健二

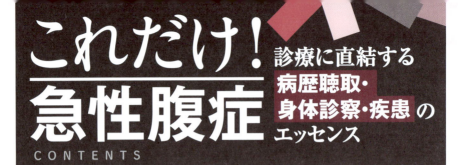

- 序 ... 3
- 略語一覧 ... 7
- 編著者プロフィール ... 10

第0章　急性腹症の初期対応　11

①急性腹症の初期対応 .... 小林健二　12

第1章　病歴聴取・身体診察のポイント　17

§1. 病歴聴取のポイント　小林健二

①患者さんの基本情報収集は欠かせない 18
②腹痛についてはOPQRSTを利用する 22
③その痛みは内臓痛，体性痛，それとも関連痛？ 28

§2. 身体診察のポイント　中野弘康

①まずバイタルサイン 33

CONTENTS

②「視る」から始める身体診察 ... 38
③腹部診察の基本 ... 43
④おなかを痛がっていてもおなか以外も診察する ... 50
⑤有名な徴候について ... 52

§3. 病歴と身体所見から鑑別診断を考える　　小林健二

①要注意のハイリスク群 ... 59
②鑑別診断をあげる工夫〜すべてを網羅しようとしない ... 62
③解剖学的アプローチ ... 66
④腹痛＋αで絞り込む ... 77

第2章　救急・一般外来で遭遇するcommon diseaseの診かた ... 85

§1. 腹部に関連する疾患　　小林健二

①急性虫垂炎 ... 86
②大腸憩室炎 ... 93
③腸閉塞・イレウス ... 97
④虚血性大腸炎 ... 106
⑤胆石発作・急性胆嚢炎 ... 111
⑥急性胆管炎 ... 117

CONTENTS

⑦急性膵炎 ... 121

⑧消化管穿孔 ... 130

⑨消化性潰瘍・急性胃粘膜病変（AGML） ... 134

⑩アニサキス ... 138

⑪腸間膜虚血 ... 141

⑫腎梗塞 ... 146

§2. 腹部以外の疾患　　　小林健二

①糖尿病性ケトアシドーシス（DKA） ... 149

②急性冠症候群（ACS）とそのほかの胸部由来の腹痛 ... 154

§3. 女性の腹痛・高齢者の腹痛　　　小林健二

①女性の下腹部痛 ... 160

②高齢者の腹痛 ... 164

§4. 救急外来での実際：Case study　　　中野弘康

①急な心窩部痛を自覚した症例 ... 169

②感冒様症状が先行してから上腹部痛を自覚した症例 ... 174

・索引 ... 178

略語一覧

検査値に関する略語

ALP	alkaline phosphatase		アルカリフォスファターゼ
ALT	alanine aminotransferase		アラニンアミノトランスフェラーゼ
AST	aspartate aminotransferase		アスパラギン酸アミノトランスフェラーゼ
BE	base excess		-
BUN	blood urea nitrogen		血清尿素窒素
CPK	creatine phosphokinase		クレアチンフォスフォキナーゼ
Crea	creatinine		クレアチニン
CRP	C-reactive protein		C反応性タンパク
gGTP	γ-glutamyl transpeptidase		γ-グルタミルトランスペプチダーゼ
Hct	hematocrit		ヘマトクリット
Hgb	hemoglobin		ヘモグロビン
LDH	lactate dehydrogenase		乳酸デヒドロゲナーゼ
MCV	mean corpuscular volume		平均赤血球容積
Plt	platelet		血小板
PMN	polymorphonuclear leukocytes		多形核白血球
PT-INR	prothrombin time-international normalized ratio		プロトロンビン時間-国際標準化比
RBC	red blood cells		赤血球
TP	total protein		総蛋白
WBC	white blood cells		白血球

評価・検査・治療に関する略語

ADL	activities of daily living		日常生活動作
BTS	bridge to surgery		-
CT	computed tomography		コンピュータ断層撮影
CXR	chest X-ray		胸部X線検査
EGD	esophagogastroduodenoscopy		上部消化管内視鏡検査
ERCP	endoscopic retrograde cholangiopancreatography		内視鏡的逆行性胆管膵管造影
EST	endoscopic sphincterotomy		内視鏡的乳頭括約筋切開術
GCS	Glasgow Coma Scale		-

IVR	interventional radiology	画像下治療
JCS	Japan Coma Scale	–
MRCP	magnetic resonance cholangiopancreatography	MR胆管膵管撮影
MRI	magnetic resonance imaging	核磁気共鳴画像法
NRS	numerical rating scale	–

● 薬に関する略語

ACE-I	angiotensin-converting enzyme inhibitors	アンジオテンシン変換酵素阻害薬
NSAIDs	non-steroidal anti-inflammatory drugs	非ステロイド性抗炎症薬
P-CAB	potassium-competitive acid blockers	カリウムイオン競合型アシッドブロッカー
PPI	proton-pump inhibitors	プロトンポンプ阻害薬
PTP	press through pack	–
SGLT2 (阻害薬)	sodium glucose cotransporter 2 (阻害薬)	–

● 解剖に関する略語

SMA	superior mesenteric artery	上腸間膜動脈
SMV	superior mesenteric vein	上腸間膜静脈

● 疾患・病態に関する略語

ACS	acute coronary syndrome	急性冠症候群
ACNES	anterior cutaneous nerve entrapment syndrome	前皮神経絞扼症候群
AGML	acute gastric mucosal lesion	急性胃粘膜病変
AKA	alcoholic ketoacidosis	アルコール性ケトアシドーシス
AMI	acute myocardial infarction	急性心筋梗塞
CD (感染)	*clostridioides difficile* (感染)	–
CKD	chronic kidney disease	慢性腎臓病
DIC	disseminated intravascular coagulation	播種性血管内凝固症候群
DKA	diabetic ketoacidosis	糖尿病性ケトアシドーシス
HHS	hyperosmolar hyperglycemic state	高浸透圧高血糖症候群
HP (感染)	*Helicobacter pylori* (感染)	–
NOMI	non-occlusive mesenteric ischemia	非閉塞性腸管虚血

NSTE-ACS	non ST-elevation ACS	非ST上昇型急性冠症候群
PE	pulmonary embolism	肺塞栓症
PID	pelvic inflammatory disease	骨盤内炎症性疾患
RSH	rectus sheath hematoma	腹直筋血腫
SBP	spontaneous bacterial peritonitis	特発性細菌性腹膜炎
SIRS	systemic inflammatory response syndrome	全身性炎症反応症候群
SLE	systemic lupus erythematosus	全身性エリテマトーデス
STEMI	ST elevation myocardial infarction	ST上昇型心筋梗塞

そのほかの略語

AGA	American Gastroenterological Association	アメリカ消化器学会
TG18	Tokyo Guideline 2018	Tokyoガイドライン2018

mnemonic

HANG-IV	腸閉塞の原因に関するmnemonic（→第2章-§1-3, p.97）
OPQRST	痛みの聴取に関するmnemonic（→第1章-§1-2, p.22）
SAMPLE	病歴聴取に関するmnemonic（→第1章-§-1-1, p.18）
VINDICATE!!!P	鑑別診断に関するmnemonic（→第1章-§3-2, p.62）

編著者プロフィール

◆ 編著

小林健二 (Kenji KOBAYASHI)

社会医療法人城西医療財団 城西病院 内科

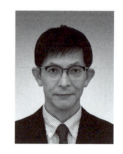

1988年信州大学医学部卒業．1992年米国ニューヨーク州 Beth Israel Medical Center 内科レジデント，1995年米国オハイオ州 University Hospitals of Cleveland 消化器内科・先進内視鏡フェローを経て1999年帰国．東海大学消化器内科，大船中央病院内科，亀田京橋クリニック消化器内科，市立大町総合病院消化器内科などに勤務後，2024年から城西病院内科に在籍．

専門は消化器病学一般，消化器内視鏡．
著書に「消化器疾患の診かた，考えかた」（中外医学社，2017年），「極論で語る消化器内科」（丸善出版，2018年），「消化器診療プラチナマニュアル」（メディカル・サイエンス・インターナショナル，2021年）がある．

◆ 著

中野弘康 (Hiroyasu NAKANO)

医療法人社団恵生会 竹山病院 内科

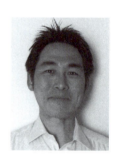

2008年東邦大学卒業．大船中央病院で臨床研修．聖マリアンナ医科大学消化器内科，川崎市立多摩病院総合診療センターを経て，2019年4月より大船中央病院内科．2024年4月より現職．

2022年金芳堂より「消化器疾患のゲシュタルト」を発刊（編著）．他，「レジデントノート」（羊土社）や「総合診療」（医学書院）のゲストエディターを務めた．専門は内科一般．現在は地域包括ケア病院で勤務しており，病棟では老年科医として，外来では思春期から老年期に至るまで内科医として幅広い患者層の診療に邁進している．

第0章

急性腹症の初期対応

①急性腹症の初期対応

第0章 急性腹症の初期対応

① 急性腹症の初期対応

⓪ はじめに

　腹痛の患者さんを診るのは経験のある医師でも嫌なものです．ましてや経験の浅い医師にとっては，何から手をつけていいのか，鑑別疾患はどう考えるのか，緊急手術が必要か否かをどう判断すべきか，など頭がパニックになることがあるかもしれません．

　本書の第0～1章（p. 11～84）では順を追って急性腹症へのアプローチを解説していきます．まず**緊急例の見極め方と対応**について本項で解説します．

① 急性腹症とは

　「急性腹症」という用語は臨床現場で頻繁に使用されます．では，急性腹症とはどのような状態を指すのでしょうか．急性腹症の明確な定義はありませんが，「急性腹症診療ガイドライン2015」[1]では**急激に発症した腹痛のなかで緊急手術を含む迅速な対応を要する腹部疾患群**と定義されています．

　"急性"の期間については，**一般に発症から1週間以内**の腹痛を指します．急性腹症の原因はさまざまであり，消化器系の疾患（たとえば，虫垂炎，胆嚢炎，腸閉塞），内臓の損傷，炎症性疾患，血管障害，腹部外傷などがあげられます．また，急性心筋梗塞，肺動脈塞栓など腹腔外の疾患でみられることもあります．本書では上記の用語の定義に基づいて解説します．

2 急性腹症に遭遇したら

救急外来受診の理由として腹痛はコモンです．急性発症の腹痛は救急外来を受診する患者さんの5〜10％を占めると報告されています[1]．

急性腹症の患者さんの診療にあたっての最優先事項は，**患者さんのバイタルサインを把握し，緊急手術または迅速な治療介入が必要な疾患・病態であるかを見極めること**です．まずこの点に注力して，超緊急疾患および緊急疾患でないことを確認したら，通常通りに病歴聴取，身体診察へと進みます（図1）．

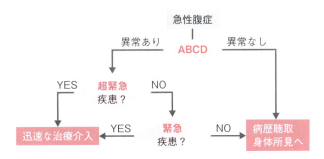

図1　超緊急疾患と緊急疾患の除外

1）ABCD（バイタルサイン）の評価　〜緊急手術が必要な疾患・病態か

急性腹症をみたら，まずABCDを評価します（表1）．

下記のABCDに異常があれば**初期治療を優先しつつ，原因を検索**します．

表1　ABCDの評価

A	気道の評価	普通に発声していれば大丈夫．そうでなければ気道確保が必要かもしれないので評価する．必要なら下顎挙上，エアウェイ挿入，場合によっては気管挿管をして気道を確保する．
B	呼吸	呼吸数，呼吸の様子，必要ならパルスオキシメーターで酸素飽和度（SpO_2）を確認する．頻呼吸は代謝性アシドーシス，敗血症などを示唆するものかもしれない．
C	循環	脈拍，血圧を確認し，必要に応じて心電図をとる．
D	意識状態	Japan Coma Scale（JCS）やGlasgow Coma Scale（GCS）で判断する．

> **‼️ Point & Pitfall**
> このABCDが不安定な急性腹症は重篤な病態であるため，可能な限り迅速な対応が必要です．そのためには周りのスタッフにも救援を求めて対応しましょう．

なお，急性腹症でABCDの異常をきたしている場合に考えるべき疾患は**表2**のとおりです．

表2 腹痛を訴える患者さんがABCDに異常を呈しているときに考える疾患

	超緊急疾患	緊急疾患
考えるべき疾患	●急性心筋梗塞 ●腹部大動脈瘤破裂 ●肺動脈塞栓症 ●大動脈解離（心タンポナーデ）	●肝がん破裂 ●異所性妊娠 ●急性腸管虚血 ●重症急性胆管炎 ●敗血症性ショックを合併した汎発性腹膜炎（下部消化管穿孔に多い） ●内臓動脈瘤破裂
対応	即時に治療を開始する．採血結果などを待つ時間はなく，CTも危険な場合がある．心電図，心臓・腹部超音波検査が診断に有効であることが多い．	緊急手術/IVRが必要．血液検査やCTの結果を待つ余裕がある場合が多い．

（文献1より引用）

● **超緊急疾患**

超緊急疾患では，状態が急速に悪化してCTや血液生化学検査の結果を待つ余裕がないこともあります．そのような場合には，**心電図，胸部・腹部単純X線検査，胸部・腹部超音波検査で診断をつけ，すぐに治療に移る**必要があります．

腹腔外の疾患であっても腹痛をきたすことがあり，しかも超緊急疾患のケースがあることに注意します．臍より上の急性腹症では，必ず心電図を確認します．

> **‼️ Point & Pitfall**
> また，自身の施設で対応が不可能である場合には，高次医療機関への転院をためらわないようにします．確定診断をつけることに拘泥して，いたずらに時間を費やすことは避けるべきです．

● **緊急疾患**

先述の検査で超緊急疾患を除外したら，緊急疾患がないかを検索します．ルーチンで**血算，生化学検査，血液ガス分析**を行います．**異所性妊娠が疑われる場合には，必ず妊娠反応を確認**します．患者さん本人からの病歴だけで否定してはいけません．

出血性ショックをきたしうる肝がん破裂，異所性妊娠，内臓動脈瘤破裂などでは貧血を認めます．また，急性腸管虚血では，身体所見が乏しい割に強い腹痛を訴えますが，病状が進行して腸管の壊死をきたすと血液検査で炎症所見や乳酸値上昇を認めます．ここまで病状が進行する前に診断することが大切です．

肝がん破裂，内臓動脈破裂，急性腸管虚血，消化管穿孔の有無を確認するためには腹部CTを行います．単純撮影のみでは得られる情報が限定されるため，可能な限り造影CTを行います．

2) 病歴・身体所見

ABCDに問題がなければ，病歴聴取と身体診察へと進みます．

腹痛が非常に強い場合，突然発症の腹痛，進行増悪する腹痛の場合には緊急手術が必要になる可能性が高いことに留意します．

痛みの性状も鑑別に役立ちます〔第1章-§1-3（p. 28）参照〕．急性腸炎などでみられる内臓痛の場合には手術適応となることはありませんが，腹膜炎などでみられる体性痛が出現すると緊急手術が必要となることがあります．

◆ ◆ ◆

病歴聴取や身体診察の重要性は強調しても強調しすぎることはありません．現代の医学レベルなら，血液検査と腹部CTを始めとする画像検査を行えば急性腹症の診断はつくはず，とお考えの読者もいるかもしれません．確かに画像検査で即座に診断できる場合もあります．しかし多くの場合，**病歴と身体所見から疾患を想定して検査結果を解釈しないと診断にたどり着けない**のです．また，どの検査を行うかも，病歴と身体所見からどんな疾患を疑うかに基づくはずです．

!! **Point & Pitfall**

> このような診療技術は一朝一夕に身につくものではありませんが，本書からその勘所を学んでください．具体的な病歴聴取と身体診察の方法については第1章（p. 17～）で解説します．

Summary

- 急性腹症の患者さんをみたら，まずABCDを確認して不安定であればバイタルサインの安定化を図るとともに，ただちに治療介入を要する疾患でないかを確認する
- 急性腹症のABCDが異常である場合，その原因は比較的限定されるのですぐに想起できるようにしておく

文献

1)「急性腹症診療ガイドライン2015」(急性腹症診療ガイドライン出版委員会/編)，医学書院，2015

第1章

病歴聴取・身体診察のポイント

§1. 病歴聴取のポイント
①患者さんの基本情報収集は欠かせない／②腹痛についてはOPQRSTを利用する／③その痛みは内臓痛，体性痛，それとも関連痛？

§2. 身体診察のポイント
①まずバイタルサイン／②「視る」から始める身体診察／③腹部診察の基本／④おなかを痛がっていてもおなか以外も診察する／⑤有名な徴候について

§3. 病歴と身体所見から鑑別診断を考える
①要注意のハイリスク群／②鑑別診断をあげる工夫／③解剖学的アプローチ／④腹痛＋αで絞り込む

第1章 病歴聴取・身体診察のポイント

§1 病歴聴取のポイント

① 患者さんの基本情報収集は欠かせない

0 はじめに

　急性腹症の患者さんからの情報は，検査を行ったり鑑別疾患を考えるうえで非常に重要です．腹痛の鑑別疾患は非常に多いため，**病歴と身体所見から鑑別疾患をある程度絞り込む**ことが効率的な診療につながります．

　急性腹症の患者さんは状態が不安定な場合も少なくないため，多くの場合に患者さんの状態安定化を並行して行い，短時間で情報収集を行う必要があります．そのため，**あらかじめ病歴聴取で聞く内容をパターン化**しておくことをお勧めします．腹痛自体に関する病歴聴取は別項で詳述しますので〔第1章-§1-2（p. 22）参照〕，本項ではそれ以外に聞くべきことを解説します．

> **!! Point & Pitfall**
>
> 本人から情報収集ができれば一番よいですが，さまざまな理由でそれができない場合があります．その場合には，本人をよく知る家族や施設の職員からの情報収集を試みます．

1 SAMPLE を用いた情報収集

　急性腹症の患者さんからの病歴聴取には"SAMPLE"（表1）が有用です．SAMPLE とは聞くべき項目の頭文字を並べたものです．

表1　SAMPLE

S	signs and symptoms（徴候）
A	allergies（アレルギー疾患の既往，薬物や食物のアレルギーの有無）
M	medications（薬剤）
P	past medical history, injuries, illness（既往歴，外傷や手術歴，妊娠）
L	last meal and intake（最終飲食）
E	events leading up to the injury and/or illness（イベント：どのような状況下に症状がはじまったか）

　このうち，SとEに関してはOPQRST〔第1章-§1-2（p. 22）参照〕と重複するので，腹痛についてはOPQRSTを用いて聴取するとよいでしょう．では，SAMPLEの解説に移ります．

!! Point & Pitfall

> なお，SAMPLEで収集する情報は重要ですが，腹痛を訴える患者さんの年齢はもっと重要です．20歳代の患者さんの急性腹症と70歳代の患者さんの急性腹症では，考える疾患がまったく異なります．患者さんを診るときには，まず年齢を確認しましょう．

2 アレルギー

　アレルギーに関する情報が腹痛の診断に有用である可能性は低いですが，**検査および治療にあたり，必ず確認すべき**事柄です．

3 薬剤

　薬剤の副作用で腹痛をきたすことは少なくありません．そのなかでも，**市販薬としても入手可能で，非常に多く処方されるNSAIDsは消化性潰瘍の原因**になります．NSAIDsによる消化性潰瘍の特徴は，潰瘍があっても腹部症状に乏しく，消化管出血や潰瘍穿孔が契機となり発見されることが多い点です．

> **!! Point & Pitfall**
> また，ステロイドをはじめとする免疫抑制をきたす薬は，炎症による症状をマスクすることがあり要注意です〔第1章-§3-1（p. 59）〕．このような薬剤の服用がないかを必ず確認することが重要です．

4 既往歴

　腸閉塞，消化性潰瘍，胆石発作，大腸憩室炎，糖尿病性ケトアシドーシス（DKA），高カルシウム血症などでは，過去に同様のエピソードを起こしている場合に診断の参考になることがあります．

1）手術歴

　それ以外に既往歴で重要なのは，**腹部手術歴**です．腹部手術歴のある患者さんが腹痛±嘔吐・腹部膨満感などで受診したら，まず**腸閉塞の可能性**を考えます．

> **!! Point & Pitfall**
> 反対に腹部手術歴のない患者さんに腸閉塞を認めたら，鼠径ヘルニア，大腿ヘルニア，閉鎖孔ヘルニア，内ヘルニア，大腸がん，S状結腸軸捻転などの可能性を考えるべきです．

　腹部手術歴に関しては，手術により消化器の解剖が変わっていることもあるため，**どのような疾患に対してどういった手術を行ったのか**を可能な限り確認することも重要です．

2）女性特有の既往

　女性では，骨盤内炎症性疾患（PID）や性感染症の既往を確認することも重要です〔第2章-§3-1（p. 160）参照〕．
　また，妊娠可能な女性では，**最終月経開始日とその前の月経開始日，月経周期，不正出血の有無，避妊薬使用の有無，不妊治療歴**などを確認します．最終月経の1つ前の月経まで確認するのは，最終月経だと思っていた出血が，じつは着床出血である場合があるためです．

> **!! Point & Pitfall**
>
> 患者さんが基礎体温を記録していれば月経による出血か，着床出血であるかの鑑別の参考になりますが，これも完全ではありません．病歴だけで妊娠の可能性を完全に除外することは不可能です．異所性妊娠などが疑われる場合には，妊娠反応で妊娠の有無を必ず確認するようにしましょう．

5 最終飲食

最終飲食時間の確認は経口摂取と腹痛との関連を考えるうえでも重要ですが，**緊急手術や内視鏡検査を行う際にも必ず確認すべき**内容です．

6 その他

喫煙・飲酒および職業などの社会歴も重要です．飲酒量の確認は，慢性膵炎，肝硬変の合併による腹痛を疑う参考になります．喫煙は動脈硬化性疾患や腹部大動脈瘤，さまざまな臓器のがんのリスクとなります．

Summary

- 急性腹症の患者さんに関する情報収集では，必要な情報を効率よく集めるために"SAMPLE"などを用いることが有用である
- 妊娠可能な女性の腹痛では，最終月経開始日とその前の月経開始日を必ず確認する
- 腹部手術歴とその内容の確認は重要である

第1章 病歴聴取・身体診察のポイント

§1 病歴聴取のポイント

② 腹痛についてはOPQRSTを利用する

0 はじめに

腹痛についてのOPQRSTは，腹痛に関する情報収集に有用です（**表1**）．

なかでも，onset（発症様式）は，**緊急の介入を要する腹痛であるかを判断するうえで非常に重要**です．以降に各項目を解説します．

表1　腹痛のOPQRST

O	onset	発症様式
P	palliative/provocative factor	寛解/増悪因子
Q	quality	痛みの性状
R	region	部位
S	severity/associated symptom	痛みの強さ/随伴症状
T	time course	時間的経過

1 onset（発症様式）

腹痛の発症様式については必ず聞くようにします．発症様式は**突然発症，急性発症，緩徐発症**の3つのパターンに分けられます．

1）突然発症

突然発症は**1秒以内に痛みが発症し，30秒以内にピーク**に達するような腹痛で，裂ける，破れる，詰まるような病態で生じます．

突然発症の腹痛と聞いたら，緊急の介入が必要な腹痛としてred flagを立てます．**血管の破裂や閉塞と消化管穿孔**が原因になり，具体的には腹部大動脈瘤破裂，上腸間膜動脈塞栓症・血栓症，消化管穿孔などが鑑別にあがります．

> **MEMO** 消化管穿孔については，上部消化管の穿孔のほうが下部消化管の穿孔より発症がより急激です．それは上部消化管穿孔では，腹腔内に漏れる内容物が胃酸のように化学的刺激の強いものであるためです．また，消化性潰瘍の穿孔の多くの場合，先行する腹部症状があり，穿孔の瞬間に急激に痛みが強くなります．

‼ Point & Pitfall

突然発症の場合には，患者さんは「腹痛が起きたときに何をしていましたか？」という問いにはっきりと答えることができます．たとえ睡眠中でも突然の痛みで目を覚まします．この問いにはっきりと答えられる場合には，先にあげた疾患があるものと考えるべきです．

2）急性発症

急性発症は突然発症ほど急激ではありませんが，**症状がはじまっておよそ2～3分から長くても20～30分程度でピーク**に達する腹痛です．発症から痛みのピークに達するまでの時間に明確な定義はありませんが，長くても30分以内と考えてよいでしょう．患者さんは突然発症のように痛みがはじまった瞬間に何をしていたかは明確に答えることはできません．**急性膵炎，絞扼性腸閉塞，総胆管結石による胆管閉塞，卵巣茎捻転**などでこのような発症様式がみられます．

‼ Point & Pitfall

突然発症と急性発症を区別することは時に難しいですが，発症様式により考える疾患が変わるため，注意しながら病歴を聴取することが肝要です．どちらかはっきりしない場合には，重症の疾患をまず否定することからはじめてください．

3）緩徐発症

緩徐な発症は上記以外となります．**腹痛のはじまりから痛みのピークまでの時間が数時間から2〜3日のことが多い**です．突然発症と急性発症の腹痛を起こす疾患以外が原因となります．

広範な疾患で緩徐発症の様式をとるため，**発症様式のみで原因となる疾患を絞り込むことは困難**ですが，緩徐発症の原因としては炎症や感染が多いです．そのほかの情報を合わせて原因疾患を考える必要があります．

palliative/provocative factor（寛解/増悪因子）

腹痛を軽減する因子，あるいは増悪する因子について聞きます．

1）突然発症・急性発症の場合

突然発症や急性発症の場合には発症からそれほど時間が経過していない段階で医療機関を受診することがほとんどであり，**これらの因子についてはわからないことが多い**です．ただし，腹膜炎を起こしている場合には，ちょっとした振動で疼痛が増悪するため，歩行やストレッチャーの揺れ，咳やくしゃみで痛みの増悪を訴えます．また，急性膵炎の場合には強い心窩部痛，背部痛を自覚しますが，患者さんは前かがみの姿勢をとると痛みが軽減することに気づいているかもしれません．

2）緩徐発症の場合

緩徐発症の腹痛の場合には，上記の2つと比較して経過が長いため，患者さんが寛解または増悪因子に気づいていることがあります．**食事，排便，姿勢，労作，月経などとの関連を確認**しましょう．

たとえば胃潰瘍の場合，食事で腹痛が誘発される，あるいは増悪するのに対して，十二指腸潰瘍では食事で腹痛が軽減することが多いです．ただし，そうでない場合も少なくないことに注意が必要です．胆石発作の典型時な症状は，油ものを食べた後に出現する右上腹部〜心窩部の疼痛です．労作で上腹部痛が出現する場合には，狭心症の可能性を考えなければいけません．

quality（痛みの性状）

腹痛の性状については，「**鈍痛か鋭い痛みか**」「**波のある痛みか持続痛か**」をまず訊ねます．痛みの性状は内臓痛，体性痛，関連痛の鑑別に重要なので，これらの事項を確認するようにしましょう〔第1章 - §1-3（p. 28）参照〕．

内臓痛は文字通り**内臓由来の痛み**です．消化管，胆管，尿管のような管腔臓器の閉塞で生じた場合には，波のある痛みとなります．局在性に乏しい鈍痛が特徴で多くの場合には正中線上に自覚されます．

対して体性痛は**壁側腹膜や腸間膜に炎症が生じることにより起こる痛み**で，鋭い持続痛で痛みの局在がはっきりしています．腹膜炎の痛みが典型例で，外科手術が必要になる場合があります．

region（部位）

腹痛の鑑別診断を考えるうえで，腹痛の部位は重要な情報です．患者さんが腹痛をどの部位に感じているのかを確認します〔解剖学的アプローチによる鑑別診断の考え方は第1章 - §3-3（p. 66）参照〕．

腹部の領域の分け方にはいくつかあります．あまり細かく分けてもオーバーラップする場合が多いため，**図1**のように**腹部を7つの部位に分けたうえで腹部全体を加えた8つ**で考えるとよいでしょう．

加えて，関連痛がある場合にはその部位も確認しましょう．関連痛は原因臓器とは離れた部位，時に腹部以外に自覚される場合があります．

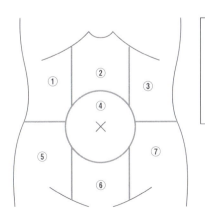

図1 腹部の領域

severity/associated symptom(強さ・随伴症状)

1) 強さ

痛みの強さと疾患の重症度はある程度相関します.ただし,痛みの訴え方は個人差が大きいため,判断に迷うことも少なくありません.

強さの指標には**NRS(numerical rating scale)**を用いるとよいでしょう.痛みがない状態を0,最悪の痛みを10とした場合,0〜10の間でどのくらいの痛みに相当するかを数値で表してもらいます.NRSは経時的な痛みの変化を知る際にも参考になります.

Point & Pitfall

ただし,これはあくまでも主観的なものであることに留意が必要です.特にステロイド服用中の患者さんでは痛みがマスクされる傾向にあります.また,高齢者は疼痛の閾値が高く,病態の重篤度と比較して痛みの訴えが軽い傾向にあるため注意が必要です.

2) 随伴症状

腹痛の発症様式,部位,性状,時間的経過などから鑑別診断を絞り込めればよいですが,それが困難な場合があります.そのような場合,随伴症状が腹痛の原因を探る手がかりとなることが少なくありません.**表2**のような症状があげられますが,このような随伴症状と組み合わせることで鑑別診断を絞り込みます〔第1章-§3-4(p. 77)参照〕.

表2　腹痛の随伴症状の例

●発熱	●筋肉痛	●便秘
●悪寒	●食欲低下	●血便
●盗汗	●悪心・嘔吐	●黄疸
●体重減少	●鼓腸	●排尿時痛
●関節痛	●下痢	●月経周期の変化　　など

※ただしこれらの症状に限定されるものではない.

time course（時間的経過）

　時間的経過とともに腹痛がどのように変化するかも重要な情報です．多くの腹痛は時間的経過とともにあるところまでは症状が強くなり，その後しだいに軽快する経過をたどります．一方で，**時間とともに増悪する腹痛の場合，外科的手術が必要になる場合が少なくありません**．

　また，時間的経過とともに腹痛の部位が移動することがあります．よく知られたものが急性虫垂炎です〔第2章-§1-1（p. 86）参照〕．症状のはじまりは心窩部〜臍周囲に局在性の乏しい鈍痛を自覚します（これが内臓痛です）．その後炎症が進展し，壁側腹膜に炎症が及ぶと右下腹部に限局した腹痛を自覚するようになります（これが体性痛です）．このような**典型的な腹痛の移動を聞き出せれば鑑別診断を絞り込むことができます**．時間的経過とともに疼痛が移動する疾患として，ほかに大動脈解離，尿管結石などがあります．

Summary

- 腹痛に関する病歴聴取では，"OPQRST"を用いるのが有用である
- OPQRSTのうち，onset（発症様式）とtime course（時間的経過）は重篤な疾患を見極めるうえで重要な情報である

第1章 病歴聴取・身体診察のポイント

§1 病歴聴取のポイント

③ その痛みは内臓痛，体性痛，それとも関連痛？

⓪ はじめに

　腹痛にはいくつかの分類があります．発症からの経過に着目すると急性腹痛と慢性腹痛に分けられます．心窩部痛，右上腹部痛，左下腹部痛などは解剖学的な分け方です．本項では痛みの発生機序に着目した**内臓痛，体性痛，関連痛**の3種類の分類（**表1**）について，それぞれの特徴を解説します．

　3種類の腹痛のどれに該当するかを意識すると，腹痛の部位や経過と合わせて鑑別診断を絞るのに役立ちます．ですから，腹痛を診るときには必ず掘り下げて病歴を取るようにしましょう．

表1　発生機序による腹痛の分類と特徴

疼痛の種類	特徴
内臓痛	●局在に乏しい ●腹部正中線上に感じることが多い ●鈍痛 ●徐々に起こり体性痛より長く続くことが多い ●嘔気・嘔吐，冷汗，蒼白などの自律神経症状を伴うことがある ●体位変換により疼痛が軽快することがある
体性痛	●局在した痛み（疼痛部位と原因となる腹腔臓器の位置がほぼ一致） ●鋭い痛み ●急性発症 ●体動により痛みが増悪
関連痛	●原因臓器から離れた部位に疼痛を感じる ●痛みの範囲は限局 ●触診による疼痛の増悪はない

（文献1を参考に作成）

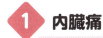
内臓痛

　内臓痛は**腹腔内の臓器由来の疼痛**です．腹部臓器は自律神経線維に支配されていて，主に管腔臓器の伸長や拡張，牽引，圧迫，ねじれにより疼痛が引き起こされます．具体例として腸閉塞による消化管の拡張，尿管結石による尿管の拡張などがあげられます．

　さらに内臓にはサイトカインのような炎症性メディエーターに対して反応する侵害受容器があり，強い炎症などに反応して痛みを感じます．また，粘膜には有害物質に反応する化学侵害受容器があり，粘膜内の有害物質を感受して痛みを自覚します．

　これらが内臓痛ですが，**局在が不明瞭でズキズキ，うずくような，焼けるような，などと表現される鈍痛**であることが特徴です．また，多くの場合悪心・嘔吐，冷や汗などの症状を伴います．内臓痛は**罹患臓器の原基に対応する領域**に痛みを自覚する傾向があります（**図1**）．

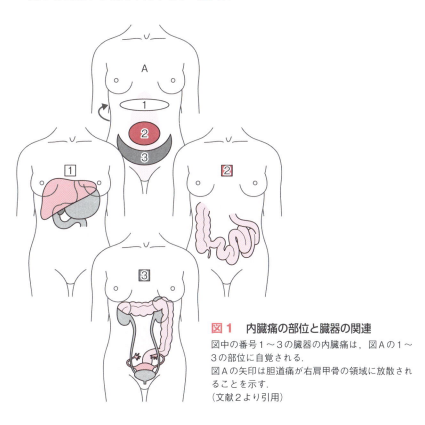

図1　内臓痛の部位と臓器の関連
図中の番号1～3の臓器の内臓痛は，図Aの1～3の部位に自覚される．
図Aの矢印は胆道痛が右肩甲骨の領域に放散されることを示す．
（文献2より引用）

- 前腸由来の臓器（胃，十二指腸，肝臓，膵臓）は上腹部痛を引き起こす（**図1-1**）
- 中腸由来の臓器（小腸，大腸の近位側1/3，虫垂）は臍周辺に痛みを自覚する（**図1-2**）
- 後腸由来の臓器（大腸の遠位2/3および泌尿生殖器）は下腹部痛を引き起こす（**図1-3**）

内臓痛は**正中線上に自覚される傾向**にありますが，腎臓，尿管，卵巣は患側で痛みを自覚します．また，同側に有意な神経支配をもつ胆嚢，上行結腸，下行結腸でも患側に偏って痛みを自覚します．

◆ ◆ ◆

管腔臓器である消化管，胆管，尿管の閉塞に伴う痛みの場合には，**波を伴う痛み（疝痛）**となります．一概に波のある痛みといっても罹患臓器によりそれぞれの特徴があります（**図2**）．

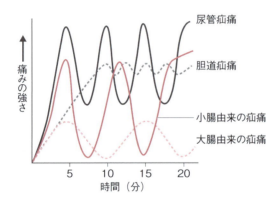

図2　さまざまな疝痛のパターン

胆道疝痛は一度ピークに達すると，波はほとんどなく厳密には「疝痛」ではない．
消化管由来の痛みの波は，減弱したときにほとんどゼロになるのに対して，尿管由来の疼痛はゼロにならない．また，小腸由来の疼痛のほうが大腸と比較して間隔が短い．
（文献3より引用）

消化管の閉塞に伴う痛みの場合，痛みの波と波の間で痛みがゼロになります（**図2ー**，...）．一方，胆管や尿管由来の場合，波と波の間で痛みはゼロになりません（**図2ー**，...）．また，「胆道疝痛」と呼ばれる胆道由来の痛みは，実際には持続痛のように自覚されることが多く，"疝痛"という呼称は正しくないとする意見もあります．

> **!! Point & Pitfall**
>
> いずれにせよ，このような波のある痛みは内臓痛の1つであることを理解してください．それ以外に消化性潰瘍や急性腸炎のように，臓器の炎症に反応して自覚される持続性の疼痛も内臓痛です．

2 体性痛

体性痛は**壁側腹膜に由来する疼痛**です．壁側腹膜は皮膚や筋肉と同様に体性神経に支配されています．炎症や化学的刺激，そのほかの刺激に反応します．

体性痛は**鋭く，局在性があり，持続する痛み**であることが特徴です．**内臓痛より強い痛みで，動作や振動で増悪**します．そのため，腹膜炎の患者さんはベッド上で静かにしています．そのほかに咳やくしゃみでも痛みは増悪します．

体性痛の場合，疼痛部位と病変のある臓器の位置がほぼ一致します〔第1章-§3-3（p. 66）参照〕．

3 関連痛

関連痛は罹患臓器から離れた部位に感じる痛みで，**罹患臓器からの内臓知覚神経と同じ脊髄分節レベルの皮膚知覚帯の皮膚，または筋肉などの体性組織に感じられる疼痛**です．

胆嚢炎の患者さんが右肩甲骨に痛みを感じる場合が関連痛の一例です．そのほかに尿路結石の痛みを同側の鼠径部に感じる場合や，横隔膜下膿瘍の痛みを同側の肩に感じる場合などがあります．

関連痛は**体表面近くに感じられるうずくような痛みで，限局**しています．その部位を押しても痛みはありません．

関連痛と認識することで，原因となる臓器を推測することができます〔第1章-§3-3（p. 66）参照〕．

Summary

- 腹痛の種類と部位を把握することで，原因となる臓器を絞り込むことができる
- ほとんどの内臓痛は正中線上に自覚される鈍痛で局在性に乏しい
- 体性痛は鋭い限局した痛みで，原因となる臓器の存在部位にほぼ一致する
- 関連痛は原因となる臓器から離れた部位に感じられ，その部位には圧痛がない

文献

1) 小林健二：Case症例1　55歳女性　間欠的な腹痛，便秘．Medicina, 50：1664-1667, 2013
2) 「Sleisenger and Fordtran's Gastrointestinal and Liver Disease: Pathophysiology, Diagnosis, Management 10th Edition」（Feldman M, et al, eds）, Saunders, 2015
3) 「Cope's Early Diagnosis of the Acute Abdomen, 22nd ed.」（Silen W）, Oxford University press, 2010
　　↑邦訳として「急性腹症の早期診断　第2版 −病歴と身体所見による診断技能をみがく−」（小関一英/監訳），MEDSi, 2012 がある．

第1章　病歴聴取・身体診察のポイント

§2　身体診察のポイント

① まずバイタルサイン

0 はじめに

　バイタルサインとは，患者さんの病態や診断を推測するのに役立つ生命徴候の指標です．これには**血圧，脈拍，体温，呼吸**が含まれます．また，SpO_2は第五のバイタルサインと呼ばれることがあります．一般的な診察では，さらに，**意識レベルと尿量**も含めて患者さんを評価することをお勧めします．

1 急性腹症とバイタルサイン

　第0章（p. 11～）で述べたように，急性腹症をみたら**バイタルサインの確認，ABCDの評価が最優先事項**でしたね．なにはともあれ，A：気道が保たれているか，B：呼吸数および呼吸様式，あわせてSpO_2，C：循環すなわち血圧・脈拍数，必要なら心電図，D：意識レベルを迅速に評価します．

　バイタルサインは，**身体のなかで起こっている急性の変化を数値として捉えています**[1]．言い換えると，慢性的な病態，たとえば数カ月前や数週間前からの腹痛などは，バイタルサインに異常を呈することは（通常）ありません．昨日から，数日前から，あるいはさっきテレビを見ていたときといった，**突然ないし急性発症の腹痛などでは，多くの場合バイタルサインに異常を呈することが多い**と知っておきましょう．

> **!! Point & Pitfall**
>
> バイタルサインに異常を呈する場合は緊急の介入を要する状態ですから，急性腹症をみたらバイタルサイン，ABCDを迅速に評価して異常があれば安定化を図り，異常の原因の検索と治療にあたることが大切なのです．

2 呼吸数を測る意義

さて，皆さんは数あるバイタルサインのうち何を重視しますか．もちろんすべてのパラメーターが重要ではありますが，あえて急性腹症の観点から，筆者は**血圧と脈拍数，呼吸数**を重視します（なぜか本邦の多くの医師は体温を重視する傾向にあると感じています）．

> MEMO　たとえば，低血圧は予後不良を予見する所見です．頻脈も合併症の増加と生存率低下と関連していることが知られています．頻呼吸は菌血症，腹膜炎，腸管虚血，腸閉塞などの可能性を示唆します．いくつかのエビデンスを**表1**に示します．

表1　急性腹症におけるバイタルサインと予後

所見／予後	感度（%）	特異度（%）	陽性尤度比	陰性尤度比
収縮期血圧＜90mmHg				
ICU患者さんの院内死亡率[3, 4]	21〜78	67〜95	3.1	NS
菌血症患者さんの院内死亡率[5, 6]	13〜71	85〜98	4.9	NS
心拍数＞95回/分				
敗血症性ショックの院内死亡[7]	97	53	2.0	0.1
心拍数＞100回/分				
胆石性膵炎の合併症出現[8]	86	87	6.8	NS
呼吸数＞20回/分				
腸管気腫症の患者さんの手術所見で腸管虚血または腸閉塞を認める[9]	27	98	16.4	0.7

（文献2より作成）

血圧と脈拍数が重要なのはなんとなく実感できると思いますが，なぜ呼吸数を重視するのでしょうか．ここで，呼吸数を測る意義について考えましょう．

呼吸数を測るということは，**血液のpHを正常に保とうとする生体の生理的なメカニズムを知る**ことを意味します．たとえば何らかの循環障害が原因で腹痛を呈し，血液がアシドーシスに傾いた場合を想像してみてください．生体はアシドーシスを是正するために腎臓と肺でpHを正常にもっていこうとして代償反応が惹起されます．

生理学の系統講義で学んだ**Henderson-Hasselbalch式**を覚えていますか（図1）．酸塩基平衡を学ぶときの基本の式ですね．本書は生理学の本ではありませんので，より実臨床で理解しやすくした**Henderson式**を見てもらうと，血液中のpHは肺と腎臓で規定されることがわかります[10]．

敗血症や腸管虚血でアシドーシスに傾いたときに呼吸・腎での調節が行われ，結果として呼吸数が速くなるわけですね．

🗣 Point & Pitfall

> 急性腹症の患者さんをみたら，ぜひこの式を頭の片隅に思い浮かべて，呼吸数を把握してください．そうするとおのずと，提出する血液検査に血液ガスや乳酸（lactate）を含めるようになるはずです．昨今は血液ガス分析装置の簡易検査でlactateの値が瞬時にわかるようになりました．よい時代です．

A) Henderson-Hasselbalchの式

$$pH = 6.1 + \log \frac{[HCO_3^-]}{0.03 \times [PCO_2]}$$

B) Hendersonの式

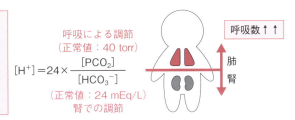

アシドーシス
・乳酸アシドーシス（敗血症，腸管虚血）
・糖尿病性ケトアシドーシス（DKA）
・アルコール性ケトアシドーシス（AKA）

$$[H^+] = 24 \times \frac{[PCO_2]}{[HCO_3^-]}$$

呼吸による調節（正常値：40 torr）
（正常値：24 mEq/L）腎での調節

呼吸数↑↑
肺
腎

図1　血液のpHは肺と腎臓で規定される
（文献10を参考に作成）

全身評価とカテコラミン・リリース

　急性腹症において，特にバイタルサイン（血圧・脈拍数・呼吸数や体温・SpO_2）のチェックを行いつつ，**全身の外観，つまりは顔色不良や冷や汗の有無を同時に把握**します．その理由は**カテコラミン・リリース**という言葉に集約されます．

　生体で血管ないし臓器が詰まる，ねじれる，裂ける，破れるなどの強い内因性侵襲が起きると，過剰な自律神経反応が惹起されます．このときに反応する自律神経こそが交感神経であり，その神経終末からはカテコラミンが放出されます（この生理反応をカテコラミン・リリースとよびます[11]）．生理的な反応として全身の血管は収縮し，心機能は亢進し，気管支は拡張します．それぞれ，α作用，$β_1$作用，$β_2$作用と言います．これをバイタルサインで表現すると，血圧は上昇し，心拍数（脈拍数）は上昇し，呼吸も頻回になると予想できます．

　自律神経は全身の諸臓器に分布していますが，**交感神経が優位に働くのは血管と汗腺なのです**．そのため，強い内因性侵襲が身体に加わると，冷汗や顔面蒼白，皮膚末梢の冷感が出現します．

> **MEMO**　動脈解離や動脈塞栓症の患者さんを受けもったことがある読者諸氏はおわかりかと思います．ベッドサイドに行くとシーツがぐっしょり濡れるほどの汗をかき，顔面は蒼白で，手足を触れるとなんとも言えない冷たい感じ（皮膚の冷感）がします．これらの徴候は一度経験すると二度と忘れません．

!! Point & Pitfall

実臨床では，バイタルサインをただ見るのではなく，能動的に視るという作業がとても大切です．常に病歴と照らし合わせながらバイタルサインを解釈することで，患者さんの身体で起こっている病態を把握できるようになるはずです．

Summary

- 急性腹症診療でまず確認すべきはバイタルサインの評価である
- バイタルサインの評価と同時に，全身状態を評価するが，顔色や冷汗の有無を重視する
- バイタルサインを生理学的に解釈することができると，患者さんを見立てる力がつく

文献

1)「Generalist Masters 3　バイタルサインでここまでわかる！-OKとNG-」（徳田安春/著），カイ出版，2010
2)「Evidence-Based Physical Diagnosis, 4th ed」（McGee S, eds），ELSEVIER, 2018
3) Lemeshow S, et al：Mortality Probability Models (MPM II) based on an international cohort of intensive care unit patients. JAMA, 270：2478-2486, 1993（PMID：8230626）
4) Lisboa T, et al：The ventilator-associated pneumonia PIRO score: a tool for predicting ICU mortality and health-care resources use in ventilator-associated pneumonia. Chest, 134：1208-1216, 2008（PMID：18779186）
5) Shapiro NI, et al：Mortality in Emergency Department Sepsis (MEDS) score: a prospectively derived and validated clinical prediction rule. Crit Care Med, 31：670-675, 2003（PMID：12626967）
6) Vales EC, et al：A predictive model for mortality of bloodstream infections. Bedside analysis with the Weibull function. J Clin Epidemiol, 55：563-572, 2002（PMID：12063098）
7) Parker MM, et al：Serial cardiovascular variables in survivors and nonsurvivors of human septic shock: heart rate as an early predictor of prognosis. Crit Care Med, 15：923-929, 1987（PMID：3652707）
8) Arnell TD, et al：Admission factors can predict the need for ICU monitoring in gallstone pancreatitis. Am Surg, 62：815-819, 1996（PMID：8813162）
9) Duron VP, et al：Computed tomographic diagnosis of pneumatosis intestinalis: clinical measures predictive of the need for surgical intervention. Arch Surg, 146：506-510, 2011（PMID：21576602）
10)「Dr. 須藤の酸塩基平衡と水・電解質」（須藤博/著），中山書店，2015
11)「バイタルサインからの臨床診断　改訂版」（宮城征四郎/監，入江聰五郎/著），羊土社，2017

第1章　病歴聴取・身体診察のポイント

§2　身体診察のポイント

② 「視る」からはじめる身体診察

0 はじめに

　腹部の身体診察の基本は，「視診」⇒「聴診」⇒「打診」⇒「触診」の順番で行われます．実臨床では，この「視診」が有用な場面がいくつかあります．

1 腹膜炎の患者さん

　まずパッと見でわかる所見です．たとえば腹膜炎の患者さんは，横になっている様子を一目見るだけでわかります．なぜなら**ベッド上でじっとして動かない（動くと痛みが悪化するため）**からです．尿管結石の患者さんが痛みのためじっとしていられずそわそわしているのとは対照的です．腹膜炎では下肢を伸展すると腹膜の痛みが増強するため，ストレッチャーの上で膝を立てていることが多いです．

　一方，ウォークインではどうでしょうか．**痛みのために前かがみの姿勢をとる歩き方**をする患者さんを見たら腹膜炎を疑います．筆者はすかさず「歩く振動で痛みが響きませんか？」と聴取し，「はい」という返事があった場合はその場で**膝かかと落としテスト**（heel-drop test：つま先立ちから勢いよくかかとを下ろしたときに痛むか確認する）や**咳テスト**（咳払いさせて痛みが響くか確認する）を追加します．これらが陽性であればさらに腹膜炎の可能性は高まります．

> **!! Point & Pitfall**
>
> パッと見でわかる所見もありますが，このように，身体診察（フィジカル）というのは合わせ技なので，1つの手技を行って満足するのではなく，病歴から展開した鑑別（この場合は腹膜炎ですが）を高める（＝特異度の高い）手技を追加することで，診断に迫ります．

❷ 腹部膨隆

そのほかにも視診のみである程度の病態が把握できてしまう場合があります．まずは図1をご覧ください．

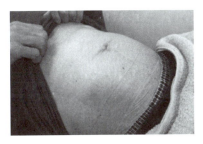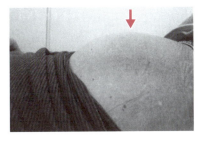

図1　症例：70歳代男性．下腹部痛にて来院

下腹部痛を主訴に筆者の内科外来を受診した患者さんです．腹部を真横から見ると臍から**下の腹部が膨隆**（←）しているのがわかります．これは前立腺肥大による尿閉で拡張した膀胱を見ています．たった数秒でできるこの腹部視診により，筆者はこれまで何度も尿閉を見逃さずにすんでいます．

> **!! Point & Pitfall**
>
> 多くは頻尿などの自覚症状を伴うことが多いですが，高齢者では自ら病歴を語ってくれる場合は少ないため〔第2章-§3-2（p. 164）参照〕，こちらから能動的に所見をとっていく必要があります．

なお，腹部膨隆については，**若い女性であれば，妊娠や卵巣嚢腫・子宮筋腫などの骨盤内腫瘤**を想起するとよいでしょう．また，肝硬変などでは左葉が腫大し，右葉が委縮する形態をとりますが，腫大した肝左葉が上腹部の膨隆として確認できる場合もあります（**図2**）．

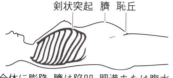

全体に膨隆，臍は陥凹，肥満または腹水

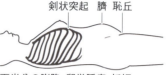

下半分の膨隆，卵巣腫瘍，妊娠，拡張した膀胱（尿閉）

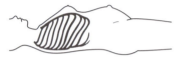

全体に膨隆，臍は反転して膨隆，臍ヘルニアを伴った腹水

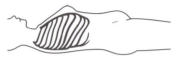

下方1/3の膨隆，子宮筋腫，卵巣腫瘍，拡張した膀胱（尿閉）

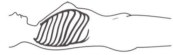

陥没した腹部，低栄養状態

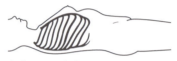

上方1/3の膨隆，肝腫大，脾腫，膵嚢胞，急性胃拡張

［文献1より］

図2 腹部の真横からの視診
（文献2より引用）

3 見える腸蠕動 (visible peristalsis)

では，次の症例はいかがでしょうか．50歳代の女性で，来院2日前からの間欠的な下腹部痛で内科外来を受診した患者さんです．ご本人曰く，「お腹が痛くなる前に，お腹からポコポコ音がして，しばらくするとギューッとお腹が絞られるような痛みがしてから，数分して痛みが治まっていく」とおっしゃいました．この病歴からどんな病態が想像されますか．

間欠的な腹痛というキーワードからは，消化管などの平滑筋を有する管腔臓器の狭窄，ないし閉塞した病態が想起されます．

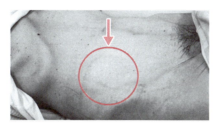 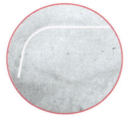

図3　症例：見える腸蠕動
〔医学書院，ジェネラリストNAVI HP：フィジカルWebドリル 第18回　蠢くところに福満つる（中野弘康/著）より転載〕

　少しわかりにくいと思いますが，図3の⬅で示した部分（━で囲っています）に注目してください．おなかの表面から腸が膨らんでいる（⋯）のが見えませんか？　この所見は大腸閉塞による，**見える腸蠕動 visible peristalsis**です．なかなかスナップショットの写真では腸蠕動がわかりづらいと思いますが，一連の動画がジェネラリストNAVI（医学書院のHP）で視聴できますのでご覧ください[3]．

　じつは，腹壁の上から拡張した腸管の蠕動（visible peristalsis）は，小腸閉塞に特異的なフィジカルです（感度6.3％, 特異度99.7％, 陽性尤度比 21.0)[4]．過去の文献を渉猟した限りで大腸閉塞におけるvisible peristalsisのエビデンスは確認できませんでしたが，**消化管腔の狭窄ないし閉塞があればこの現象は生じうる**ため，知っておくのは損ではありません．この患者さんは大腸内視鏡で肝彎曲に進行大腸がんがあり，同病変による大腸閉塞の診断で結腸切除術が施行されました．

‼️ Point & Pitfall

> 腹部診察においては，いきおい触診するのではなく，まずは注意深い視診からはじめる癖をつけるとよいでしょう．

Summary

- まずは注意深い視診から腹部診療ははじまる
- 患者さんが外来に入ってくるときの顔色や所作，ストレッチャーで搬送されたときの様子を見て，大まかに腹腔内でどんな病態が起こっているのだろうと予想することが大切である
- 腹部膨隆の鑑別診断は多いが，お腹を真横からみて得られる情報はとても多い

文献

1) 「DeGowin's Diagnostic Examination, 10th Ed」（LeBlond RF, et al, eds），MCGRAW-HILL EDUCATION, 2015
2) 中野弘康：腹部膨満で受診した患者の診察ポイント．臨床雑誌内科, 131：87-89, 2023
3) 医学書院，ジェネラリストNAVI HP：フィジカルWebドリル 第18回 蠢くところに福満つる（中野弘康/著） https://gene-navi.igaku-shoin.co.jp/articles/physical_018（2024年12月閲覧）
4) Böhner H, et al：Simple data from history and physical examination help to exclude bowel obstruction and to avoid radiographic studies in patients with acute abdominal pain. Eur J Surg, 164：777-784, 1998（PMID：9840308）

§2 身体診察のポイント

③ 腹部診察の基本

0 はじめに

それではここから腹部診察の基本について述べます．

腹部の身体診察の手順は「視診」⇒「聴診」⇒「打診」⇒「触診」⇒「直腸診」でしたね．視診の重要性は先述〔第1章-§2-2（p. 38）参照〕しましたので，ここからは聴診以降の話をします．

1 聴診

聴診で聞くべきは，**腸蠕動音**と**血管雑音**です．

1）腸蠕動音

腸蠕動音は，通常，4段階に分けて評価するのが一般的です．つまり，**亢進，正常，減弱，消失**です．

基本的に平滑筋を有する管腔臓器である消化管（腸）に炎症や狭窄・閉塞があると，腸蠕動音は亢進します．一方，腸以外の腹腔内臓器に炎症が起こり（たとえば虫垂炎や膵炎），それが腸に波及すると，腸蠕動音は低下します．このように大雑把に考えて問題ありません．

腸蠕動音を認識するとき，「音の高さ」をもとに**病態を考える**とよいでしょう．筆者は常にバイオリンを思い出します．別にバイオリンでなくてもよいのですが，何らかの弦楽器を想像してください．腸管を弦楽器に例えますと**表1**のようになります．

表1 弦楽器に例えたときの音の高さ

弦の長さ		弦の太さ	
長い（病的な腸管が長い）	低音	太い（腸管径が太い）	低音
短い（病的な腸管が短い）	高音	細い（腸管径が細い）	高音

弦の張り	
ゆるい（腸管内圧が低い）	低音
強い（腸管内圧が高い）	高音

　腸炎では閉塞がないため，弦に例えると弦が長く締めがゆるい状態であり，病的な腸管が長く，内圧は低いため低音になります．一方で癒着性腸閉塞では，腸炎に比べて病的な腸管が短く，内圧は高く，腸管の径は細いため高音となります．この高音がいわゆる金属性有響音です．

2）血管雑音

　血管雑音については，病歴から疑って聞きにいかないと外してしまいます．特にスタッフや患者さんでごった返している救急室では周囲の音にかき消されてしまうため，**基本的に静かな部屋でゆったりした気持ちで聴診**するように心がけてください．

> **Point & Pitfall**
>
> とはいえ，急性腹症の患者さんに悠長に何分もかけて診察をするのは現実的ではありません．ある程度病歴を意識してメリハリをつけて診察に臨むのがよいと思います．

　たとえば，突然発症の心窩部痛で腹腔動脈解離を疑った際，疼痛部位に聴診器のヘッドを当てて収縮期に動脈雑音（ブルイ）が聴取されれば，解離の可能性が高まります．また特別な病気がなくとも，高齢者では腎動脈雑音を聴取する場合がありますし，重喫煙者＋高血圧では腹部大動脈瘤の合併も少なからず見受けますので，**余裕があれば腹部血管（＋頸動脈）のブルイは確認しておく**とよいでしょう．

2 打診

打診の際はまず，患者さんの腹筋を弛緩させるため膝と股関節を屈曲し，足底をベッドにつけます．打診は疼痛部位から最も遠いところからはじめ，腹部全体にわたって丹念に行います．

打診の音は**鼓音（tympanic），共鳴音（hyperresonance），半濁音（resonance），濁音（dull）の４段階**で表現します（表2）．

表2 打診の音

tympanic	よく響く高い音であり通常はガスの充満で聴かれる．
hyperresonance	拡張した小腸などで聴取できる．例外として，上部消化管穿孔でfree airが横隔膜下に分布したときは，右上腹部の打診で通常の肝濁音が認められず共鳴音を呈することがある（肝濁音界の消失）．
resonance	響きは悪いものの，濁音ではない音と表現できる．ガスがない正常臓器の音．
dull	響かず硬い音．腫瘍や膿瘍の場合に聴かれる．

そっと軽い打診で痛みを訴えた場合は，percussion tenderness陽性と考えられ，腹膜刺激症状を意味します．

Point & Pitfall

通常はpercussion tendernessが陽性であれば腹膜炎と同定できるため，触診の項で述べる反跳痛はあえて確認する必要はありません．反跳痛よりも患者さんに与える負担はかなり軽減されます．

3 触診

触診している最中，筆者は必ず**患者さんの表情**に目を向けます．たとえば，触診中に終始閉眼している患者さんは，腹腔内由来の腹痛ではなく，心因性腹痛の可能性が高いと考えられています（**closed eye sign**）[1]．

触診にはいくつか段階があります．まず，軽くそっと触ります．これはscanningの意味があり，文字通り腹部全体をスキャンするわけです．当然病歴聴取で疼痛部位はある程度把握できていますので，そこから離れたところから軽く触っていきます．

> **!! Point & Pitfall**
>
> 腹壁が1cmも沈まない程度の弱い力で触るのがポイントです．その後に少し力を込めて深部臓器を探るように触っていきます．進行大腸がんなどはこの段階の触診で触れることができる場合があります．触診しながら視線は患者さんの表情を捉えます．

◆ ◆ ◆

触診で評価すべき項目は，**腹部の硬さ，圧痛の有無，反跳痛の有無，腫瘤の有無，そして腹壁の温度**です．

1) 腹部の硬さ

腹部の硬さには**軟（soft），硬（hard），板状硬（board like rigidity）**の3つがあります．

板状硬とは患者さんの意思に関係なく腹部がカチコチになった状態を意味し，消化管穿孔などが原因の汎発性腹膜炎（いわゆるパンペリ）にみられ，実臨床ではほとんどが上部消化管穿孔で起こります．

似たような言葉に**筋性防御（guarding）**があります．腹腔内の機械的な刺激が壁側腹膜まで波及したとき，触診という行為で患者さんが反射的かつ随意的に病変部の腹筋の収縮を起こし，その際の緊張亢進が診察者の手に抵抗として感知されることを意味します．板状硬と違うのは，**自発的な筋拘縮**という点です．

2) 圧痛の有無，部位，局在

あらかじめ病歴である程度疼痛部はわかっていますので，**患者さんが痛がる部位に圧痛が認められるかどうか**を確認します．圧痛が局在する場合は固定臓器の病変を意味し，局在しない場合は小腸の広い範囲の病変が想定されます．

たとえば病歴で虫垂炎の可能性を疑って，右下腹部の触診で患者さんが痛がる部位に一致して指一本で示せるほどの圧痛があれば，ほぼ非穿孔性虫垂炎であろうと予想ができます．逆に小腸を主座とする急性腸炎の場合は痛みの範囲が特定しづらく，圧痛部位も再現性に乏しい場合が多いです．

3) 反跳痛

「押したときと話したときと，どちらが痛みますか？」という，アレです．**反跳痛自体は壁側腹膜の刺激**を示唆します．虫垂炎や憩室炎で炎症が漿膜面まで達していれば陽性となります．

> **!! Point & Pitfall**
>
> この手技，患者さんの痛みを増すだけでほかの所見でわかる以上の情報が得られないため，「行うべきではない」とする意見もあります．腹膜炎は pain on percussion（指腹で腹壁を弾いて痛みをみる）や，percussion tenderness で認知できますし，「病院に来る途中で車が揺れたときに痛かったですか？」などの質問でもわかります．

4) 腫瘤の有無

腫瘤を確認するうえでは丁寧に深い触診を腹部全体に行うことが重要です．腫瘤を触知した際には，**部位，可動性の有無，表面の性状，他臓器との関係，拍動の有無，硬さ，呼吸性移動，大きさと形，圧痛の有無**を評価して診療録に記載することが重要です．

5) 温度

複雑性（絞扼性）腸閉塞では，**虚血を呈した小腸の腹壁と周囲の腹壁に温度差**が生じることがあります．

4 直腸診

筆者は研修医時代，先輩医師から必ずやるように指導されたので，今でも急性腹症では必要に応じて直腸診を行っています．**特に臨床的に有用なのは，骨盤腹膜炎，虫垂炎を疑ったとき**でしょう．

> **!! Point & Pitfall**
>
> 一方，ただやみくもに急性腹症だから直腸診を行うというのもいただけません．少なからず羞恥心を伴うフィジカルであるのは間違いないため，直腸診で何をみるかという明確な目的のもとに施行してください．

筆者のやり方は以下の通りです．

❶ まずタオルケットを準備してお尻周りにかける（女性患者さんの場合は，女性スタッフを呼ぶ）
❷ その後，患者さんに「これからお尻から指を入れますよ，ゆっくり息をしていてください，大丈夫ですからね」と緊張をほぐすように声かけを行う
❸ 潤滑油をつけたグローブを用いて示指を挿入し腫瘤の有無や便の性状をチェックしながら，圧痛を確認する

骨盤内に虫垂の先端が潜り込んでいる場合，McBurney点の圧痛が認められない場合がありますが，腫大した虫垂の先端が直腸膀胱窩を向いている場合は直腸膀胱窩をぐいと押したときのみ圧痛が認められますので，直腸診を行う意義は十分にあります（pelvic appendicitis）．**骨盤内炎症性疾患（PID）の場合は直腸の粘膜越しに子宮頸部を動かして痛みが誘発**されれば，かなり診断特異的です．

‼️Point & Pitfall

昔から医師はこの面倒なフィジカルを省くことが多かったと言われています．そんな状況に戒めの言葉があります．直腸診をやらなくてよいのは2つ，医者に指がないとき，患者さんに穴がないとき．

Summary

- 腸雑音を聴取する際には，腸管をバイオリンの弦に見立てて，音の高さから病態を想像してみよう．突然発症の腹痛では血管雑音を確認するとよい
- 打診は内容物を推定するために行う
- いきおい触診を急がない．まずは患者さんの顔を見ながら優しく全体をscanningしよう

文献

1) Gray DW, et al：The closed eyes sign: an aid to diagnosing non-specific abdominal pain. BMJ, 297：837, 1988（PMID：3140942）

参考文献

- 『レジデントノート2024年12月号 Vol.26（13） スッキリ解決！便秘・下痢診療の悩みどころ』（三原 弘/編），羊土社，2024

第1章 病歴聴取・身体診察のポイント

§2 身体診察のポイント

④ おなかを痛がっていても おなか以外も診察する

⓪ はじめに

　じつはおなかを痛がっていても腹痛の主座がおなかに限らないこともあります．そこが腹痛診療の難しいところでもあり，奥深いところでもあります．

① 鼠径部の診察

　たとえば，腹部手術歴のないやせ型の高齢女性が持続する腹痛と腹部膨満感を訴えた場合は，**鼠径ヘルニアや大腿ヘルニアの嵌頓を必ず考慮**して，パンツを脱がして，鼠径部を診察することを怠ってはなりません．鼠径部に視診上で明らかな異常がなくても，**閉鎖孔ヘルニア**という場合もありますので，腸閉塞を疑ったら必ず骨盤まで含めたCTスキャンを行う必要があります．
　また，**若い男性の下腹部痛では，精巣捻転の可能性**を必ず疑い，パンツを脱がして陰嚢を診察することを怠ってはなりません．

② そのほかの腹腔外の疾患の診察

　それ以外にも，腹痛という「おなかの症状」で受診しても，必ずしも腹腔内疾患とは限らない場合があります〔第2章-§2-1, 2（p. 149, 154）も参照〕．そのため，腹痛の患者さんをみたら，**「腹腔内ではない疾患」をまず先に考慮する**癖をつけるとよいと思います．

筆者は，「腹痛をみたらおなかの外から考えよう」と研修医に指導しています．つまりは表1のような疾患群を検討します．

筆者は研修医のころ，これら鑑別疾患をメモ帳に書き込み，救急室や内科外来に持ち込んで常に参照するようにしていました．

表1　腹痛をきたす腹腔外の疾患

胸腔内	肺炎，胸膜炎，急性冠症候群（ACS），肺塞栓症（PE）
神経性	神経根炎（帯状疱疹，ヘルニア）
自己免疫疾患	IgA血管炎，SLE（lupus腸炎）
毒素	鉛中毒（職業歴が重要．特に電池の加工など）
代謝性疾患	糖尿病性ケトアシドーシス（DKA），副腎不全，急性ポルフィリン症，血管浮腫（遺伝性，ACE-I），高カルシウム血症，副甲状腺機能亢進症

!! Point & Pitfall

筆者自身，急性ポルフィリン症の患者さんに遭遇したことはありませんが，いつなんどき遭遇するかもしれません．まず考えるのは頻度の高い疾患ですが〔第1章-§3-2（p. 62）〕，鑑別診断の幅は広くもっておくに越したことはないと思います．ぜひここにあげた疾患は記憶にとどめていただくことをお勧めします．

Summary

- 腹痛の患者さんをみたら，腹腔内の疾患を想定するのはある意味"当たり前"である
- 腹腔内に腹痛の原因となる明らかな異常を見出せない場合は，腹腔外にも思いをはせよう

第1章 病歴聴取・身体診察のポイント

§2 身体診察のポイント

⑤ 有名な徴候について

⓪ はじめに

ここでは人名のついたサインや知っておくとお得な身体所見（フィジカル）について説明します．

① Murphy徴候

Murphy徴候は，急性胆嚢炎の身体所見としてあまりに有名です〔第2章-§1-5（p. 111）〕．

原著では患者さんを座位にして後方から診察する方法が紹介されました[1]．しかし現在では，仰臥位の状態で行う方法が頻用されています．**仰臥位で右上腹部を圧迫したうえで，患者さんに深い吸気を促した際に，痛みのために吸気が途絶したら陽性**，という徴候です．感度65％，特異度87％，陽性尤度比2.8，陰性尤度比0.5でまずまずの診断精度といったところでしょうか[2]．

> **MEMO** ただし，肝膿瘍やFitz-Hugh-Curtis症候群でも陽性となりますし，高齢者の場合はMurphy徴候のみられる頻度が50％程度に低下するという報告もあります[3]．

一方，腹部超音波検査を用いて右上腹部の走査で胆嚢の圧痛を認めた場合は（sonographic Murphy徴候），触診に比べて，感度63％，特異度94％，陽性尤度比9.9，陰性尤度比-0.4と診断精度は高いことが報告されています[4]．

> **!! Point & Pitfall**
>
> 急性胆嚢炎を疑ったら，Murphy徴候だけみて安心するのではなく，積極的に腹部超音波検査を併用して診断精度を高める努力をしましょう．

2 腸腰筋徴候，閉鎖筋徴候

　腸腰筋徴候は，右大腿の伸展で右下腹部痛が惹起される手技で（陽性尤度比は2.0），腸腰筋付近の炎症をキャッチできます（**図1A**）．閉鎖筋徴候は右股関節を内転すると疼痛が惹起される手技で，右内閉鎖筋付近の炎症を捉えることができます[5]（**図1B**）．

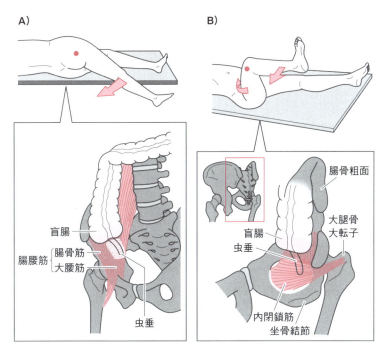

図1　腸腰筋徴候（A）と閉鎖筋徴候（B）
（山中克郎：高い代償．総合診療，27：906-911，医学書院，2017より転載）

虫垂炎の身体所見はMcBurney点や，Lanz点，Rovsing徴候が知られています〔第2章-§1-1（p. 86）〕．これらに比べると腸腰筋徴候や閉鎖筋徴候の知名度は低く，検査特性もあまり高くないため，"診察を行う意味がないのか？"と思われがちですが，そうではありません．

> ‼️ **Point & Pitfall**
>
> 急性虫垂炎に関連した身体診察は数多くあります．重要なのは，おのおのの徴候は虫垂の解剖学的な位置，方向によって所見が陽性となるか陰性となるかが決まるということであり，いわゆるエビデンスによって得られた感度，特異度を論じてもあまり意味がないのです．

虫垂の位置は上下に大きく偏位しますので，一般的なMcBurney点やLanz点に一致して圧痛が存在するとは限りません．また前後の位置や深さもさまざまです．腹壁直下に虫垂が存在すれば圧痛点，腹膜刺激症状も陽性となりますので診断は難しくありませんが，虫垂が盲腸の背側に存在したり，骨盤腔内に落ち込んだ場合は，McBurney点やLanz点で圧痛が認められません．その場合は腸腰筋徴候や閉鎖筋徴候のみが陽性になることもあります．したがって，**虫垂炎を疑った患者さんで，McBurney点に圧痛を認めない場合は，これらの徴候は必須の手技**となるのです．

③ Carnett徴候

1）手技と判定

Carnett徴候は**筋骨格／前皮神経由来の疼痛**にみられる身体所見で，**体動時に痛みが悪化**することが多いです．

笑いやくしゃみで痛みが誘発・増強した場合，患者さんの訴える痛みを体性痛と捉え，腹壁，腹膜〜腹腔内臓器由来と解釈しますが，この際に両者を鑑別するうえで有用なのがCarnett徴候です（**図2**）[6, 7]．

目的	腹痛の原因が腹壁にあるか，腹腔内にあるか判断する（感度78%，特異度88%）
判定	陽性：圧痛減弱（内臓痛） 陽性：圧痛不変（体性痛） 強陽性：圧痛増強（体性痛）

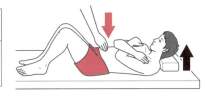

図2　Carnett徴候の手技と判定法
（文献6, 7より作成）

　以下の手順で圧痛が腹直筋を弛緩させた状態よりも増強すれば（すなわち圧痛が増強すれば），Carnett徴候陽性と捉え，腹壁由来の疼痛と解釈し，腹筋の挫傷，腹直筋血腫（RSH），前皮神経絞扼症候群（ACNES）を考えます．

❶ 患者さんを仰臥位で両腕をクロスさせて胸に置いてもらい，わずかに頭部を挙上させる
❷ 腹直筋を緊張させた状態で腹部を触診する

2）Carnett徴候陽性時の鑑別

　腹筋挫傷は外傷の既往があれば疑いますし，**RSHは運動中（バレーボールや柔道の練習）** に発症することが多いです．これらはtriggerがはっきりしているため比較的診断は容易ですが，ACNESは誘因なく発症します．時に何年も診断されないまま，消化器専門病院で腹部超音波検査，CT，MRI，上下部消化管内視鏡まで施行されても確たる異常所見がなく，挙句の果てに"どこにも異常がないので精神科に行ってください"と言われてしまうこともあります．

‼️Point & Pitfall
各種画像所見で異常がない腹痛をみたら，ACNESを想起してCarnett徴候を確認する癖をつけるとよいと思います．

3) ACNESの診断と治療

　Carnett徴候陽性で診断に至る，ACNESについて説明します．ACNESは腹壁の感覚を支配する肋間神経の前皮枝が，腹直筋を貫く部位（腹直筋前鞘）で，何らかの原因により圧迫されることで腹痛を呈する疾患です（**図3**）[8]．

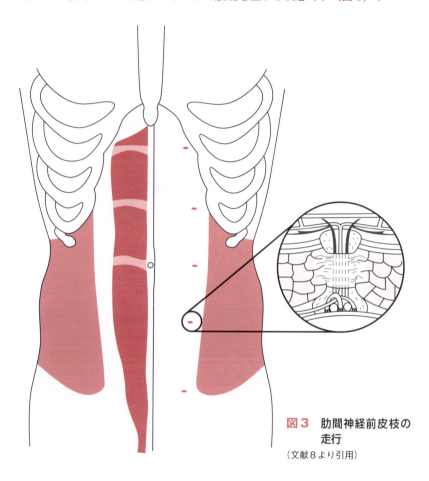

図3　肋間神経前皮枝の走行
（文献8より引用）

　男性より女性のほうが約4倍多く，原因は外傷や手術瘢痕，急激な運動，肥満・妊娠などによる腹壁の緊張から起こるとされます．通常，**腹直筋鞘の外側縁に痛み**を自覚し，**同部位の圧痛（trigger point）**を伴います．明確な診断基準はなく，基本的には除外診断ですが，過去の研究から提唱された診断基準を紹介します（**表1**）[9]．

表1　ACNESの診断基準

- 腹側の片側1箇所に圧痛点がある（trigger point）
- 圧痛点は腹直筋の外縁より内側で小さい範囲（<2 cm^2）に限局
- Carnett徴候が陽性
- 血液検査・画像検査で異常ない
- 局所麻酔薬注入後，疼痛が軽快する（80％程度）

（文献9より引用）

　日常臨床においては，**腹痛が限局＋Carnett徴候が陽性＋trigger point注射による局所麻酔で疼痛が軽減**することを確認できればACNESと考えます．特に**腹壁の直径2 cm以下の小さな範囲に圧痛点がある**ことが特徴で，患者さんは指1本で圧痛点を指し示すことができます．

⚠ Point & Pitfall

圧痛点周辺の皮膚には温痛覚過敏・アロディニアが75％以上にみられるとされ，筆者は個包装のアルコール綿の角（開けない状態）やアルコール綿を用いて温痛覚を評価しています．圧痛点周囲の皮膚をつまむと疼痛が増強すること（＝ピンチテスト陽性）も知られているので，確認するとよいでしょう．

　治療には**trigger point注射が有効**です．局所麻酔のみのtrigger point注射で83〜91％の症状が軽快するとされます．診断が正しく注射部位が適切であれば，5分程度で痛みは和らぎます．再発する場合はくり返し注射が可能です．

Summary

- Carnett徴候は腹痛の原因が腹腔内か，腹壁か判別する有用な診察手技である
- 腹痛で受診したものの，超音波検査やCTで明確な原因が見抜けないときに，Carnett徴候を確認するとよい

文献

1) Murphy JB : Gallstone disease and its relation to intestinal obstruction. Illinois Medical Journal, 18: 272-280, 1910
2) Trowbridge RL, et al : Does this patient have acute cholecystitis? JAMA, 289 : 80-86, 2003（PMID : 12503981）
3) Lyon C & Clark DC : Diagnosis of acute abdominal pain in older patients. Am Fam Physician, 74 : 1537-1544, 2006（PMID : 17111893）
4) Ralls PW, et al : Prospective evaluation of the sonographic Murphy sign in suspected acute cholecystitis. J Clin Ultrasound, 10 : 113-115, 1982（PMID : 6804512）
5) 山中克郎：高い代償．総合診療，27：906-911, 2017
6) Srinivasan R & Greenbaum DS : Chronic abdominal wall pain: a frequently overlooked problem. Practical approach to diagnosis and management. Am J Gastroenterol, 97 : 824-830, 2002（PMID : 12003414）
7) 中野弘康：‐ おなかが痛い その2 ‐ 前皮神経絞扼症候群 ‐ 画像検査で異常がみつからない腹痛．medicina, 59 : 781-785, 2022
8) Clarke S, et al : Abdominal cutaneous nerve entrapment syndrome. Contin Educ Anaesth Crit Care Pain 15 : 60-63, 2015
https://www.bjaed.org/action/showPdf?pii=S1743-1816%2817%2930002-1（2024年12月閲覧）
9) 浅井 武，他：Abdominal cutaneous nerve entrapment syndrome（ACNES）の2小児例．日小外会誌，53：944-948, 2017

§3 病歴と身体所見から鑑別診断を考える

① 要注意のハイリスク群

0 はじめに

　急性腹症の患者さんのなかには，気をつけなければならない患者群があります．そのような患者群では，症状が顕在化しにくい，あるいは重症化しやすいなどのリスクがあります．患者さんを評価する初期の段階でこのような患者群を同定することが大切です．

　ハイリスク群の患者さんには，検査を行う閾値を下げて臨む必要があります．では，どのような患者さんのリスクが高いのでしょうか．

> **急性腹症の患者さんでのハイリスク群**
> - バイタルサインが不安定
> - 高齢者
> - 重篤または十分に管理されていない併存症あり
> - 免疫抑制薬使用
> - 心房細動・動脈硬化性疾患・透析患者さん

　上記のような患者さんは要注意です．バイタルサインが不安定な場合については，第0章（p. 11～）で触れたのでそちらを参照してください．

1 高齢者

　高齢者の腹痛については，第2章-§3-2 (p. 164) で詳述します．一般に高齢者（おおむね65歳以上）では生理機能が低下しており，重篤な病態でも症状が顕在化しにくい特徴があります．そのため臨床経過も典型的な経過をとらず，診断が遅れることも少なくありません．また認知機能の低下，難聴などの要素が加わり**病歴聴取が難しくなる**ことも診断や治療の遅れに影響を与えます．さらに，循環器疾患や呼吸器疾患などの**重篤な併存疾患をもつ割合が増える**ため，重症化しやすい要因をもちます．

　高齢者における誤診頻度は高く，若年患者さんよりも死亡率が高いことが示されています[1]．このように複数の因子が絡み合い，高齢者の腹痛のマネジメントは難しくなります．

!! Point & Pitfall

> 高齢者の腹痛を診るときには，このようなことを念頭に置いて，画像検査を含む検査を行う閾値を低くもつ必要があります．

2 免疫抑制薬使用患者さん

　ステロイドを含む免疫抑制薬を服用する患者さんは，**膠原病，血管炎をはじめとする何らかの活動性疾患をもつ場合が多い**です．また，ステロイドや免疫抑制薬は消化管穿孔や腹膜炎に対する炎症反応を抑えるため，腹痛，発熱，白血球増多などが軽減されて**症状や身体所見が顕在化しにくい**特徴があります．その点を念頭において身体所見や検査結果を解釈しないと，診断および治療の遅れを招くことがあります．

!! Point & Pitfall

> ステロイドなどを服用する患者さんは高齢者と同様に検査の閾値を低くして臨む必要があり，腹痛を訴えていたら，たとえ訴えが軽くても慎重に対応する必要があります．

重篤な併存疾患

　循環器疾患や呼吸器疾患など重篤な併存疾患が存在する場合，あるいは併存疾患のコントロールが不良の場合には，**疾患が重症化する可能性**が高くなります．このような患者群もハイリスク群と捉えるべきです．

> **Point & Pitfall**
> 自覚症状が乏しい，あるいは本人の病識がない場合には，併存疾患の存在に気づかれていない場合があるため，ルーチンの血液検査にも注意を払うようにします．

 ## 心房細動・動脈硬化性疾患・透析患者さん

　心房細動をもつ患者さんでは**腹部臓器の塞栓症を起こすリスク**があります．特に心房細動の患者さんに突然発症の腹痛が認められた場合には，上腸間膜動脈塞栓症などを考えなければなりません．また，動脈硬化性疾患や透析の患者さんでは**血管性疾患のリスク**が高いため同様に注意が必要です．

Summary

- 急性腹症で医療機関を受診する患者さんのなかには，症状や所見が顕在化しにくいため診断・治療が遅れて重症化しやすい患者さんや，腹痛の原因疾患が重症化しやすい要素をもつ患者さんがいる
- 高齢者，ステロイドを含む免疫抑制薬使用患者さん，重篤な併存症をもつ患者さん，心房細動・動脈硬化性疾患・透析患者さんは上記の要素をもつため診療にあたっては注意を要する

文献

1) Lyon C & Clark DC : Diagnosis of acute abdominal pain in older patients. Am Fam Physician, 74 : 1537-1544, 2006 (PMID : 17111893)

第1章 病歴聴取・身体診察のポイント

§3 病歴と身体所見から鑑別診断を考える

② 鑑別診断をあげる工夫
~すべてを網羅しようとしない

0 はじめに

　腹痛を訴える患者さんを診るときに難しいと感じる理由の1つに**鑑別診断の多さ**があるのではないかと思います．

　腹部という括りのなかには，消化管，肝臓，胆嚢，膵臓，脾臓，泌尿器，女性なら婦人科臓器があるだけでなく，それを覆う筋肉，皮膚があり，神経があり，胸部と腹部の区切る横隔膜があり，じつにさまざまな臓器が存在します．そのうえ，胸部の疾患や全身疾患でも腹痛を起こすことがあります．

> **Point & Pitfall**
> そのため，もれなく鑑別診断をあげようとすると，時に膨大なリストを作成する必要があり，それを1つひとつしらみつぶしにあたっていくのはじつに非効率的です．

1 鑑別疾患をあげるフレームワーク

　疾患をカテゴリに分類してもれなく鑑別診断をあげる方法はいくつかあります．1つは解剖学的なアプローチですが〔腹痛の部位から解剖学的なアプローチは第1章-§3-3（p. 66）〕，ほかによく知られたフレームワークに"VINDICATE！！！P"（**表1**）があります．

　VINDICATEは正当性を証明するという意味の英単語ですが，その頭文字を使い系統的に鑑別疾患をあげる方法です．

表1 VINDICATE！！！P

V	vascular（血管系）	T	trauma（外傷）
I	infection（感染）	E	endocrinopathy（内分泌疾患）
N	neoplasm（新生物）	！	iatrogenic（医原性疾患）
D	degenerative（変性疾患）	！	idiopathic（特発性疾患）
I	intoxication（薬物・毒物中毒）	！	inheritance（遺伝性疾患）
C	congenital（先天性疾患）	P	psychogenic（精神・心因性疾患）
A	autoimmune（自己免疫疾患）		

　表1は確かにもれなく鑑別疾患をあげるのには有用ですが，急性腹症を診る現場ではいささか冗長なリストができあがってしまいます．ただし，**このリストのなかで優先順位を考えて診療にあたる**のであれば有効でしょう．

2 緊急性と頻度の二軸（＋α）で考える

　急性腹症を診るにあたって重要なのは，**緊急性と頻度を考慮に入れる**ことです．これには経験も重要な要素になるのですが，若い医師に鑑別疾患を問うと，最初から非常にまれな疾患をあげることがあります．これは疾患の頻度を考慮に入れていないためです．あるいは，周りの医師が思いつかないような疾患をあえてあげたのかもしれませんが……．

!! Point & Pitfall

疾患を知らないと診断できない，というのは事実ですが，その疾患を最初からあげるのか，ほかのありふれた疾患を除外した後にあげるのか，という点は効率よく診療するという点では重要な観点です．

　実際の臨床現場で腹痛患者さんを診たときには鑑別疾患を考えるわけですが，その際に3Cに注目する方法をお勧めします．3Cとは，**Critical（重篤な），Common（コモンな），Curable（確実な治療のある）** の3つの頭文字をとったものです．

1) Critical

まず重篤な疾患を考えて除外します．これは第0章（p. 11～）で触れました．超緊急，緊急な疾患はある程度限られるので，これだけは忘れないようにして，**特にバイタルサインが不安定な急性腹症**ではまずこれらがないかを確認します．

2) Common

その後は頻度の多い疾患から考えます．そのなかには**コモンな疾患の非典型的な経過のもの**が含まれます．それを見逃さないようにするためにはある程度の経験が必要でしょう．しかし，まれな疾患よりも，頻度の多い疾患の非典型例に痛い思いをすることのほうが圧倒的に多いです．ですから，やはりコモンな疾患を考えることが重要なのです．

> **!! Point & Pitfall**
>
> 頻度の多い疾患は，どのようなセッティングで患者さんを診るかで変わってきます．自分が勤務する施設ではどのような疾患が多いかを，ある程度把握しておくことも重要です．

3) Curable

3つ目のCurableは，ほかの2つと重なる場合もありますが，確実な治療法がある疾患です．たとえば胃腸炎のように，放っておいても自然に治癒するような疾患，対症療法しかない疾患ではなく，**疾患に特異的な治療があり，その治療をしないと治らないような疾患**です．

急性腹症の場合には，消化性潰瘍穿孔や急性虫垂炎など，外科的手術で治すような疾患が多いのが特徴です．これらでは耐術能がない，保存的な治療で大丈夫と考えられる，などの理由で内科的な治療を行う症例もありますが，多くの場合は第一選択の治療ではありません．

◆ ◆ ◆

　これら3Cと解剖学的なアプローチを組み合わせることで，急性腹症へのアプローチをある程度パターン化することができます．次の項目〔第1章-§3-3（p.66）〕では解剖学的アプローチについて解説します．

Summary

- 人的資源や時間の限られる急性腹症の診療現場で鑑別疾患をあげる場合には，緊急性と頻度の2軸（＋α）で考える

第1章 病歴聴取・身体診察のポイント

§3 病歴と身体所見から鑑別診断を考える

③ 解剖学的アプローチ

⓪ はじめに

　腹痛の診療において解剖を無視することはできません．鑑別疾患を考える際に解剖学的なアプローチは非常に重要です．

　解剖学的アプローチで考えるときに注意すべきことは，**痛みが内臓痛，体性痛，関連痛のいずれであるか**〔第1章-§1-3（p. 28）参照〕で解釈が異なることです．

1）内臓痛の場合

　内臓痛の場合，多くは**局在性に乏しく正中**に感じられます．疼痛部位にかならずしも罹患臓器があるとは限りません．たとえば初期の急性虫垂炎でみられる心窩部から臍周囲の疼痛が内臓痛ですが，原因となる虫垂は右下腹部に存在します．このような場合，患者さんは「胃のあたりが痛い」と言って外来を受診するかもしれませんが，胃は何ともないわけです．

2）関連痛の場合

　また，関連痛も腹痛の**原因となる臓器から離れた部位に痛み**を自覚します．痛みの種類が関連痛であることを認識すれば，原因となる臓器の同定が容易になるかもしれません（**表1**，**図1**）．

表1 疾患臓器と皮膚分節・関連痛との関連

内臓	疼痛を感じる皮膚領域	内臓	疼痛を感じる皮膚領域
横隔膜	同側の肩	小腸	皮膚分節T9〜10
心臓	皮膚分節T1〜5，左腕〜左手	大腸（脾彎曲部まで）	皮膚分節T11〜12
食道	皮膚分節T5〜6	卵巣	皮膚分節T10〜11，臍周囲の疼痛
胃	皮膚分節T6〜9，胸部と胸骨裏の領域	子宮	皮膚分節S1〜2，下背部の疼痛
膵臓	皮膚分節T6〜10	前立腺	皮膚分節T10〜12，臍周囲，鼠径部，陰茎先端，および陰嚢の疼痛
肝臓，胆嚢	皮膚分節T7〜9	腎臓	皮膚分節T10〜L1，下背部と臍部
		直腸	皮膚分節S2〜4，仙骨下部と大腿上部の坐骨神経痛またはふくらはぎの痛み

（文献1より引用）

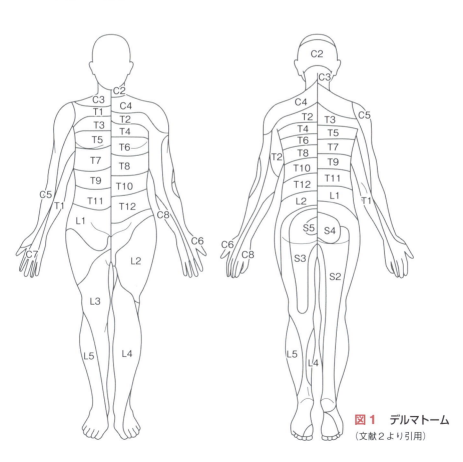

図1 デルマトーム
（文献2より引用）

3) 体性痛の場合

これら2種類の疼痛とは対照的に，体性痛の場合には**診察で圧痛を認める部位**に原因臓器が存在します．

◆ ◆ ◆

1)〜3)をふまえ，まず痛みの種類を見極めてから解剖学的アプローチをとるのがよいでしょう．

腹部の領域の分け方にはいくつかのパターンがありますが筆者は8つ（**図2**）に分けて考えています〔第1章§1-2（p. 22）参照〕．では，それぞれの領域で考えるべき疾患をみていきましょう〔**表2〜8**（p. 69〜74）〕．

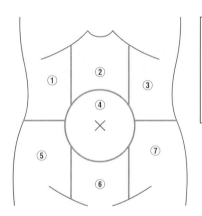

① 右上腹部
② 心窩部
③ 左上腹部
④ 臍周囲
⑤ 右下腹部
⑥ 恥骨上
⑦ 左下腹部

図2　腹部の領域

上腹部

上腹部には**右上腹部，心窩部，左上腹部**があります．それぞれの区域で考える鑑別疾患には共通するものもあれば，部位により異なるものもあります．

上腹部痛で忘れてならないのは，**急性冠症候群（ACS）や心筋炎などの心疾患，肺塞栓や肺炎などの呼吸器疾患**です．冠動脈疾患の危険因子をもつ患者さんが臍より上の腹痛を訴えていたら，まず急性冠症候群であるかを鑑別するために心電図をとりましょう．では，上腹部領域をさらに細かく見ていきます．

!! Point & Pitfall

特にバイタルサインが不安定な上腹部痛では，急性冠症候群に加えて肺塞栓，肝がん破裂も鑑別にあがります．バイタルサインの安定化を図りつつ，まずこれらの疾患の有無を評価することが大切です．

1）右上腹部痛（表2）

表2　右上腹部痛の鑑別疾患

消化器系疾患	胆嚢炎，胆石症，胆管炎，大腸炎，憩室炎，虫垂炎，肝膿瘍，肝炎，肝腫瘤，胃潰瘍，十二指腸潰瘍，膵炎
血管系疾患	急性冠症候群，心筋炎，心内膜炎，心外膜炎，大動脈解離，上腸間膜動脈解離
尿路系疾患	腎結石症，腎盂腎炎，尿管結石，腎梗塞
右腎，副腎疾患	腎梗塞，副腎梗塞，腎盂腎炎，腎結石症，尿管結石
その他	呼吸器疾患（肺炎，肺塞栓，膿胸），Fitz-Hugh-Curtis症候群

〔「急性腹症診療ガイドライン2015」（急性腹症診療ガイドライン出版委員会/編），pp.35，医学書院，2015より転載〕
表中の大腸炎，憩室炎は下腹部痛のことが多い．妊婦の虫垂炎は右上腹部痛を呈することがある．

　右上腹部痛の原因は，**肝胆道系疾患によるものが多い**です．なかでも胆嚢炎，胆石発作，胆管炎などの頻度が高いです．

　肝臓は肝臓の被膜が伸ばされないと疼痛を感じないため，肝疾患と比較して胆道系疾患による右上腹部痛のほうが多いです．肝疾患では，急性肝炎，肝腫瘤，肝膿瘍，Budd-Chiari症候群などが右上腹部痛の原因となりえます．

　肝疾患，胆道疾患以外では，**急性膵炎**で時に右上腹部痛をきたします．右側腹部のほうに痛みが寄っている場合には，**尿管結石などの泌尿器系疾患**を考える必要があります．

!! Point & Pitfall

病歴や血液検査の結果にもよりますが，頻度としては胆石に関連する疾患が多いため，画像検査の第一選択は腹部超音波検査です．CTのほうがより客観的な評価が可能ですが，カルシウム含量が少ない結石はCTで映らないことを念頭に置く必要があります．

なお，胆嚢結石がない胆嚢に起こる無石胆嚢炎は，通常は重症の入院患者さんにみられる疾患です．胆汁うっ滞や胆嚢壁の虚血などが関与すると考えられており，胆嚢管が胆石により閉塞して起きる一般的な急性胆嚢炎と病態が異なります．

> **!! Point & Pitfall**
>
> 無石胆嚢炎は外来患者さんでも起こりえますが，外来患者さんにおいて胆嚢炎を疑うものの胆嚢内に結石を認めない場合には，そのほかの原因がないかを探す必要があります．

2）心窩部痛（表3）

表3　心窩部痛の鑑別疾患

消化器系疾患	胃潰瘍，十二指腸潰瘍，腸閉塞，大腸炎，憩室炎，虫垂炎，胆嚢炎，胆石症，胆管炎，肝膿瘍，肝炎，肝腫瘍，膵炎
血管系疾患	急性冠症候群，心筋炎，心内膜炎，心外膜炎，大動脈解離，上腸間膜動脈解離，上腸間膜動脈閉塞
尿路系疾患	腎結石症，腎盂腎炎，尿管結石，腎梗塞，副腎梗塞
その他	呼吸器疾患（肺炎，肺塞栓，膿胸）

〔「急性腹症診療ガイドライン2015」（急性腹症診療ガイドライン出版委員会／編），pp.36，医学書院，2015より転載〕
大腸炎，憩室炎は下腹部痛を呈することが多い．虫垂炎の初期では心窩部痛をきたす．表にはないが，逆流性食道炎を代表とする食道疾患も心窩部痛の原因になりうる．

　心窩部痛を訴える症例で比較的多く遭遇するのは，**上部消化管（食道・胃・十二指腸）と肝胆膵の疾患**です．具体的には，胃潰瘍，十二指腸潰瘍，逆流性食道炎，急性膵炎（慢性膵炎の急性増悪を含む），胆石発作，胆嚢炎，胆管炎などが比較的遭遇することが多い疾患です．

　逆流性食道炎の典型的症状は胸やけですが，しばしば胸骨裏から心窩部の痛みを訴える症例に遭遇し，急性冠症候群との鑑別を要する場合があるほどです．内臓痛の訴えであれば，急性虫垂炎の初期も鑑別にあがります．また，血管系の疼痛で忘れてはならないのは腹部大動脈瘤破裂と小腸虚血です．

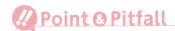

65歳以上の男性で喫煙者であれば腹部大動脈瘤のリスクが高いため，超音波検査で確認しましょう．

3) 左上腹部痛（表4）

表4　左上腹部痛の鑑別疾患

消化器系疾患	食道破裂，食道炎，食道痙攣，胃潰瘍，胃炎，脾梗塞，脾腫，脾破裂，脾膿瘍，脾捻転，脾動脈瘤，憩室炎，虚血性腸炎，腸閉塞，左側虫垂炎，膵炎，膵腫瘍
血管系疾患	急性冠症候群，心筋炎，心内膜炎，心外膜炎，大動脈解離，上腸間膜動脈解離，上腸間膜動脈閉塞
左腎・副腎疾患	腎梗塞，副腎梗塞，腎盂腎炎，腎結石症，尿管結石
その他	左胸郭内疾患（左下肺炎，左気胸，左膿胸）

〔「急性腹症診療ガイドライン2015」（急性腹症診療ガイドライン出版委員会/編），pp.36，医学書院，2015より転載〕
憩室炎は下腹部痛を呈することが多い．

脾臓由来の疼痛は通常左上腹部に出現します．脾梗塞，脾破裂，脾膿瘍などが該当します．また，膵尾部由来の疼痛も左上腹部〜背部に出現します．これには急性膵炎，膵がんなどが含まれます．

心窩部痛の原因となる疾患は，左上腹部の疼痛をきたすことがあります．疾患の頻度から，むしろ**心窩部痛の原因となる疾患のほうが脾疾患より左上腹部痛の原因としては多い**でしょう．

右上腹部痛同様に，左側腹部に寄った疼痛では泌尿器疾患を考える必要があります．

2 臍周囲（表5）

表5　臍周囲（腹部中心部）の腹痛の鑑別疾患

消化器系	急性虫垂炎（初期症状），小腸の急性閉塞，単純な腸の疝痛，膵炎
血管系	腸間膜動脈閉塞症，冠動脈症候群，腹部大動脈瘤，内臓動脈解離
その他	脊髄ろう，急性緑内障による腹痛，尿膜管遺残症

〔「急性腹症診療ガイドライン2015」（急性腹症診療ガイドライン出版委員会/編），pp.37，医学書院，2015より転載〕

臍周囲の痛みの原因となる臓器は**小腸，虫垂，血管**などが含まれます．最も多く遭遇するものはおそらく急性胃腸炎でしょう．ただし，それ以外に重篤な疾患が隠れていることも多いため，安易にこの診断をつけないことが大切です．
　急性虫垂炎の初期には心窩部痛もしくは臍周囲の痛みを自覚します（これは内臓痛です）．小腸閉塞，腸間膜動脈閉塞症，腹部大動脈瘤破裂などによる疼痛も臍周囲に出現します．また，部位的に尿膜管遺残症に伴う疼痛も臍周囲の腹痛の原因になります．

> **!! Point & Pitfall**
> 特に上腸間膜動脈血栓症・塞栓症では，心窩部もしくは臍周囲に強い疼痛が出現しますが，初期には身体所見に乏しいのが特徴です．病状が進展し，腸管の壊死をきたすと腹膜刺激症状が出現します．その前に診断することが肝要です．

3 下腹部

　下腹部痛の主な原因としては，**大腸疾患，泌尿器系疾患，産婦人科疾患**が多いです．女性に関しては，異所性妊娠，卵巣茎捻転，排卵痛，子宮内膜症，骨盤内炎症性疾患（PID），婦人科腫瘍など女性特有の疾患についても考える必要があります．それぞれの部位についてみていきましょう．

1）右下腹部痛（表6）

表6　右下腹部痛の鑑別疾患

消化器系疾患	虫垂炎，大腸炎，大腸憩室炎，炎症性腸疾患，過敏性腸症候群，胆嚢炎，膵炎，鼠径ヘルニア
尿路系疾患	前立腺炎，精巣上体炎，尿管結石症，尿路感染症
産婦人科疾患	異所性妊娠，子宮内膜症，卵巣出血，卵巣嚢胞破裂，卵巣茎捻転，子宮筋腫，骨盤腹膜炎，付属器膿瘍（卵管・卵巣膿瘍），付属器炎
血管系	動脈解離，動脈瘤破裂
その他	腸腰筋膿瘍，後腹膜出血

〔「急性腹症診療ガイドライン2015」（急性腹症診療ガイドライン出版委員会/編），pp.36, 医学書院，2015より転載〕
過敏性腸症候群は慢性疾患であり，急性腹症を呈して受診することはほとんどない．胆嚢炎，膵炎は右下腹部痛の鑑別疾患では下位になる．

消化管由来の腹痛としては，急性虫垂炎，大腸憩室炎，クローン病，腸間膜リンパ節炎などがあります．欧米人の場合，大腸憩室炎は圧倒的にS状結腸に多いため左下腹部痛を認める割合が多いですが，アジア人では右側結腸の憩室が比較的多く，右下腹部痛の原因になりえます．クローン病は回盲部に好発しますが，多くは亜急性の発症を呈します．そのため急性腹症として診ることは少ないでしょう．ほかの消化器系疾患としては，盲腸捻転やヘルニア（鼠径・大腿・閉鎖孔）も原因となります．

　泌尿器系疾患では，腎結石症，腎盂腎炎，精巣上体炎，40歳以下の男性の場合には精巣捻転が鑑別疾患にあがります．産婦人科疾患としては，異所性妊娠，卵巣出血，卵巣囊胞破裂，卵巣茎捻転，PIDなどが鑑別にあがります．血管系の疾患としては，腹部大動脈瘤，動脈解離などが右下腹部痛の原因になりえます．

2）下腹部正中（恥骨上）の痛み（表7）

表7　下腹部正中の痛みの鑑別疾患

消化器系疾患	虫垂炎，大腸炎，大腸憩室炎，炎症性腸疾患，過敏性腸症候群
尿路系疾患	膀胱炎，尿管結石症，腎盂腎炎，尿閉
産婦人科疾患	異所性妊娠，子宮内膜症，子宮筋腫，卵巣腫瘍，卵巣茎捻転，骨髄腹膜炎，卵巣出血

〔「急性腹症診療ガイドライン2015」（急性腹症診療ガイドライン出版委員会/編），pp.37, 医学書院, 2015より転載〕
過敏性腸症候群は慢性疾患であり，急性腹症の原因となることはほとんどない．

　この部位の痛みは**消化器系疾患，泌尿器系疾患，産婦人科疾患**が多いです．虫垂の位置や先端の向きによっては，急性虫垂炎による疼痛が下腹部正中に出現することがあります．泌尿器系疾患としては，膀胱炎，尿閉などがあります．

　下腹部正中の疼痛を起こす産婦人科疾患には，異所性妊娠，子宮筋腫，子宮内膜症，PIDなどがあがります．

3) 左下腹部痛（表8）

表8　左下腹部痛の鑑別疾患

消化器系疾患	便秘（便による閉塞），閉塞（含：ヘルニア嵌頓），大腸悪性腫瘍，大腸炎（感染性，虚血性），炎症性腸疾患，大網感染，大腸憩室炎
泌尿器科疾患	前立腺炎，精巣上体炎，尿管結石症，尿路感染症
産婦人科疾患	異所性妊娠，子宮内膜症，卵巣出血，卵巣嚢胞破裂，卵巣茎捻転，子宮筋腫，骨盤腹膜炎，付属器膿瘍（卵管・卵巣膿瘍），付属器炎
血管系	動脈解離，動脈瘤破裂
その他	腸腰筋膿瘍，後腹膜出血

〔「急性腹症診療ガイドライン2015」（急性腹症診療ガイドライン出版委員会／編），pp.37，医学書院，2015より転載〕

　左下腹部痛の原因の多くは**右下腹部痛の原因と共通の疾患**です．左側に多いものとしては，**虚血性大腸炎，S状結腸軸捻転，大腸がんおよびそれに伴う閉塞**があげられます．大腸がんは右側結腸にもみられますが，この部位では便が液状であるため，相当進行しないと閉塞症状は出現しません．対して左側結腸では便が固形となるため右側と比べると閉塞症状を起こしやすくなります．そのほかの消化管由来の原因には，感染性大腸炎，大腸憩室炎，ヘルニア（鼠径，大腿，閉鎖孔など）などがあります．

　泌尿器系疾患は右側と同様の腎結石症，腎盂腎炎，精巣上体炎，40歳以下の男性の場合には精巣捻転が鑑別疾患にあがります．

　産婦人科疾患，血管系疾患も右側と同様で，異所性妊娠，卵巣出血，卵巣嚢胞破裂，卵巣茎捻転，PID，腹部大動脈瘤，動脈解離などが左下腹部痛の原因になりえます．

腹部全体の痛み

　腹部全体の痛みのなかには，汎発性腹膜炎，腸間膜動脈塞栓症・血栓症のような緊急で外科的手術を要する重篤な疾患が含まれています．したがって，**バイタルサインを評価し，不安定な場合には，第0章**（p. 11～）**で言及したアプローチが必要**になります．迅速な対応をして外科的な治療が必要であるかを見極めることが大切です．

!! Point & Pitfall

特に，腹部全体を痛がりじっとしている患者さんでは汎発性腹膜炎をまず疑います．また，お腹全体をひどく痛がるのに腹部所見に乏しい場合には，腸間膜動脈塞栓症・血栓症のような血管系疾患を疑う必要があります．

腹部全体の痛みを訴えるそのほかの原因には**内分泌代謝系疾患**があります．代表的なものは糖尿病性ケトアシドーシス（DKA），アルコール性ケトアシドーシス，副腎不全，まれな疾患に急性間欠性ポルフィリン症があります．

肝硬変で腹水のある患者さんが腹部全体の痛みを訴えている場合には，特発性細菌性腹膜炎（SBP）を考える必要があります．診断のためには腹腔穿刺で腹水を採取し，腹水中の多形核白血球（PMN）数が$250/\mu L$を超えていればSBPと診断できます．

!! Point & Pitfall

通常，SBPの患者さんでは腹膜刺激症状は軽度であることが多く，腹水の細菌培養で検出される細菌は1種類です．対して消化管穿孔で腹膜炎をきたしている場合には，細菌培養で複数の細菌が検出されます．

5 どの部位でも起こりうる腹痛

前述の区域と関係なく，腹部のどの部位にも出現する可能性のある腹痛として**帯状疱疹，腹壁の筋肉由来の疼痛，ヘルニア**があります．

Summary

- 急性腹症の鑑別疾患を考えるうえで，解剖学的アプローチは非常に重要である．その際には，痛みの種類が内臓痛，体性痛，関連痛のいずれであるかを考慮して鑑別疾患を考えるようにする
- 特にバイタルサインが不安定な上腹部痛では，急性冠症候群や肺塞栓など腹部以外の疾患の可能性を考える
- 腹部全体の腹痛のなかには，汎発性腹膜炎のように緊急手術を要する疾患とDKAなど内分泌代謝系疾患が含まれる

文献

1) 「Cope's Early Diagnosis of the Acute Abdomen, 22nd ed.」(Silen W), Oxford University press, 2010
   ↑ 邦訳として「急性腹症の早期診断 第2版 -病歴と身体所見による診断技能をみがく-」(小関一英/監訳), MEDSi, 2012 がある.
2) 「Clinical examinations in neurology 2nd ed」(Mayo clinic, eds), WB Saunders, 1963
3) 「急性腹症診療ガイドライン2015」(急性腹症診療ガイドライン出版委員会/編), 医学書院, 2015

第1章 病歴聴取・身体診察のポイント

§3 病歴と身体所見から鑑別診断を考える

④ 腹痛＋αで絞り込む

⓪ はじめに

　腹痛に随伴する症状・徴候に着目すると，鑑別診断の絞り込みに役立つことがあります．また，治療介入を急ぐ必要のある症例の拾い上げに有用なことがあります．

　一方，**随伴する症状・徴候が幅広い疾患でみられるものである場合には，診断の絞り込みに有用でないばかりか，時に惑わされることがある**ので注意が必要です．以降に代表的な随伴症状・徴候をみていきましょう．特に記載がない限り，腹痛は急性腹症を対象としています．

‼ Point & Pitfall

たとえば腹痛＋嘔吐は，消化器疾患以外に心筋梗塞や糖尿病性ケトアシドーシス（DKA）などでも起こりえます．どのような病態で随伴症状をきたしているのかを考えながら，診断を絞り込むことが大切です．

① 腹痛＋消化管出血

　腹痛を訴える患者さんに吐血，黒色便，血便のいずれかを認めた場合には，消化管に原因がある可能性が高いです．まず**バイタルサインを確認すると同時に，静脈路を確保して血行動態の安定化を図ることを最優先**します．そのうえでどこからの出血かを推測し，それに基づいた内視鏡検査を行います．

1）吐血の場合の出血箇所

吐血であれば，トライツ靱帯より口側の上部消化管疾患を考えます．

2）黒色便・血便の場合の出血箇所

黒色便は上部消化管からの出血の可能性が高いですが，**血液がどのくらいの時間で腸管を通過したかで糞便中の血液の色調は左右されます**（図1）．

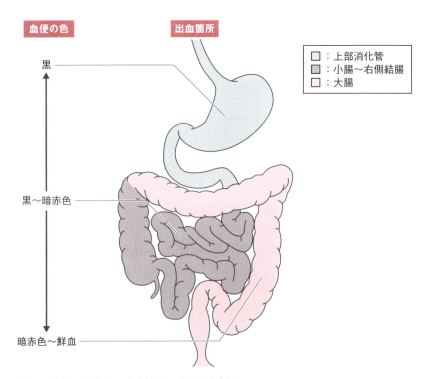

図1 血便と消化管の出血箇所の大まかな対応

したがって，小腸もしくは右側結腸からの出血でも黒色便を認めることがあります．**肛門から鮮血～暗赤色の血液が排出される血便の場合には，大腸からの出血**の可能性が高いですが，上部消化管からの大量出血でも血便をきたすことがあります．

> **Point & Pitfall**
>
> 実際に血便をきたした症例のうち，15％は上部消化管出血であったと報告されています[1]．上部消化管からの大量出血の場合には，間違いなくバイタルサインの異常を認めるので，全体像で捉えることが大切です．

3）出血箇所をふまえた鑑別

　腹痛＋上部消化管出血の原因として頻度の高いものは消化性潰瘍です．消化性潰瘍では消化管出血に先行して上腹部痛を認めることが多いですが，NSAIDs服用による消化性潰瘍の場合には，腹痛がなく消化管出血で発見されることも少なくありません．

　腹痛＋血便で比較的遭遇することが多い疾患は，感染性大腸炎，虚血性大腸炎です．感染性大腸炎では，下腹部痛，少量で頻回の下痢（時に血性下痢），発熱を認めることが多いです（例外として志賀毒素産生性大腸菌感染では，発熱がないか微熱程度であることが特徴です）．

　虚血性大腸炎は主に高齢者でみられ，下腹部痛→下痢→血便の経過をとることが多いです．身体所見では腹部所見が乏しいにもかかわらず腹痛の程度が強く，血便をきたしている場合には腸間膜虚血を疑います．造影CTで上腸間膜動脈（SMA）の閉塞がないかを確認すると同時に，血液検査では乳酸を調べるようにします．心不全増悪やショック状態など全身状態が悪い患者さんに腹痛，血便がみられた場合には，非閉塞性腸管虚血（NOMI）の可能性を考える必要があります．

2　腹痛＋黄疸

　腹痛＋黄疸は**肝胆道系疾患で認められる場合が多い**です．鑑別診断としては，総胆管結石，急性胆管炎，急性肝炎，特発性細菌性腹膜炎（SBP）などがあります．なお，最初の患者評価で，肝硬変を示唆する病歴や身体所見がないかを確認します．なぜならばSBPは肝硬変患者さんでみられる場合が圧倒的に多いからです．

> **Point & Pitfall**
>
> 腹水のある肝硬変患者さんが腹痛を訴えていた場合には，SBPを疑い必ず診断的腹腔穿刺を行います．SBPでは腹痛が軽度あるいはない場合もあるため，腹水のある肝硬変患者さんが発熱をきたしていたらSBPを疑い，やはり腹水を調べます．腹水中の多形核白血球（PMN）数が≧250/μLであればSBPとして治療を開始します．腹水を採取したら，腹水の細菌培養も提出することが肝心です．SBPの起炎菌は通常1種類です．複数の細菌が培養された場合には，消化管穿孔などによる二次性腹膜炎の可能性を考えます．

1）胆道系の閉塞の確認

　黄疸の鑑別では，**まず腹部超音波検査で胆道系の閉塞がないか**を確認します．閉塞性黄疸を示唆する総胆管および肝内胆管の拡張，胆嚢腫大がないかを確認します．

　また，急性肝炎では肝腫大を認めます．一方，SBPでは肝表面の不整，肝右葉の萎縮と左葉の代償性肥大，脾腫など肝硬変を示唆する所見と腹水を認めます．右上腹部痛±黄疸では腹部超音波検査が画像検査の第一選択であることを覚えておきましょう．CTでは，腹部超音波検査で描出できない部分を含めたより客観的な評価ができるので，必要に応じて追加します．

2）胆道系の感染症の鑑別

　同じ胆道系の感染症でも，急性胆嚢炎と急性胆管炎は異なります．急性胆嚢炎は胆嚢管の閉塞により起こる場合がほとんどなので，右上腹部痛，胆嚢腫大を認めますが，原則として黄疸やAST・ALTの異常は認めません（胆嚢炎が重症化し敗血症を伴うと，軽度の黄疸やアミノトランスフェラーゼ値の上昇を認めることはあります）．

　一方，急性胆管炎の場合には胆道系酵素，AST・ALTに加えて，ビリルビン値が上昇します．両者を混同せず，適切に対応することが大切です．いずれの場合も，Tokyo Guideline 2018（TG18）に基づいて重症度を判定し，対応を決めます〔第2章-§1-5, 6（p. 111, 117）参照〕．

> **MEMO**　急性胆嚢炎は外科的治療が第一選択となることが多いのに対して，急性胆管炎は経乳頭的胆管ドレナージ±総胆管結石の除去が第一選択となります．

3 腹痛＋便通異常（下痢・便秘）

1）下痢

　　腹痛＋下痢のパターンで**最も多く遭遇するのは急性腸炎**でしょう．しかし，それ以外の重症疾患でも腹痛＋下痢がみられることがあるため注意を要します．

　　腸間膜虚血では小腸の虚血に伴い下痢をきたします．また，小腸閉塞では排便，排ガスが止まりますが，閉塞の初期には腸管蠕動が活発になり，閉塞部より遠位側の便が下痢として排泄される場合があります．そのため，下痢があっても小腸閉塞を除外することはできません．結腸閉塞や急性虫垂炎でも下痢を伴うことがあります．

!! Point & Pitfall

下痢ではないですが，腹痛に加えて持続的な便意をもよおす場合には，腹腔内の出血が直腸を刺激することが原因であることがあります．高齢者では腹部大動脈瘤の破裂，若年女性では異所性妊娠の破裂を疑う必要があります[2]．

2）便秘

　　腹痛＋便秘は比較的多く遭遇しますが，重大な疾患が隠れていないかをまず確認します．**安易に浣腸をしたり，下剤投与をしないことが大切**です．特に**中年以降（50歳以上）の急性便秘では，大腸がんによる腸管狭窄・閉塞が原因**のことがあるため注意を要します．これを認識せずに処置を行うと，腸管穿孔，腹膜炎をきたす可能性があります．また，排便だけでなく，排ガスもない場合には閉塞をきたしている可能性が高いです．

!! Point & Pitfall

中年以降の急性便秘と腹痛を診たら，血便の有無，大腸がん検診の受診歴とその結果，便柱狭小化や最近の排便習慣の変化の有無，大腸内視鏡検査歴，大腸がんの家族歴を必ず確認します．

そのほかに腸管の通過障害をきたす病態には，S状結腸軸捻転，大腸の腸管外圧排（骨盤内腫瘍など），ヘルニア嵌頓（大腿ヘルニア，閉鎖孔ヘルニアなど），糞便塞栓などがあります．

> **!! Point & Pitfall**
>
> たしかに便秘がこじれると腹痛をきたすことはありますが，初診の段階でそのように断定するには勇気がいります．腸管の通過障害が疑われたら浣腸や下剤でお茶を濁すのではなく，まずCTで評価するのが賢明です．

腹痛＋嘔吐

　嘔吐は非常にさまざまな原因でみられます．

　腹痛＋嘔吐のパターンで，**日常診療で最も多く遭遇するのは急性胃腸炎**でしょう．それ以外に消化管疾患，肝疾患，胆道系疾患，膵疾患，泌尿器系疾患，婦人科系疾患，心疾患，代謝性疾患など，さまざまな疾患で同様の症状をきたすことがあります．代表例を**表1**に示します．消化器疾患はすぐに想起されるので，**想起しにくい腹腔外の疾患と代謝疾患などがないか**をまず考えるようにします．特に迅速な対応を要する**心筋梗塞，DKA，精巣捻転，卵巣茎捻転などは必ず除外**しましょう．

> **!! Point & Pitfall**
>
> 腹痛と嘔吐の組み合わせに遭遇するとまず消化器系の異常を疑ってしまいますが，腹腔外の原因でも同様の症状をきたすことと，そのなかには致命的になる疾患が含まれることを忘れてはいけません．一般に外科的治療を要する病態では，腹痛が嘔吐に先行する場合が多いとされます[2]．

表1 「腹痛＋嘔吐」の鑑別診断

	疾患例		疾患例
胃	急性胃炎 胃潰瘍 胃がん 幽門狭窄症	膵臓	急性膵炎 膵臓がん
小腸・大腸	急性胃腸炎 腸閉塞 急性虫垂炎 腸間膜虚血 炎症性腸疾患 ヘルニア（鼠径ヘルニア，大腿ヘルニアなど） 虚血性腸炎	泌尿器系	腎盂腎炎 尿路結石 精巣捻転
肝臓	急性肝炎 肝膿瘍	婦人科疾患	卵巣嚢腫 卵巣茎捻転
胆道	急性胆嚢炎 急性胆管炎	その他	急性心筋梗塞 肺炎 DKA 急性副腎不全 鉛中毒

5 腹痛＋発熱

　嘔吐と同様に発熱もさまざまな疾患でみられます．発熱を伴う場合には，感染，炎症，臓器の壊死を示唆する場合が多く，**腹痛に発熱を伴う場合には緊急対応が必要になる場合も少なくありません**．例をあげると，急性胆嚢炎，急性胆管炎，急性膵炎，急性虫垂炎，腎盂腎炎，腸間膜虚血，腹膜炎などです．腹痛の部位や発症様式，検査結果から原因を絞り込みます．**最も多く遭遇するのは感染性胃腸炎**ですが，高熱になることはなく，先にあげた疾患の場合と比較すると全身状態が良好です．

　それ以外には，SBP，骨盤炎症性疾患（PID），卵巣膿瘍，家族性地中海熱などでも腹痛＋発熱を認めます．

> **!! Point & Pitfall**
>
> どの疾患でも最初から発熱を伴うわけではなく，疾患それぞれで発熱をきたすフェイズが異なります．急性胆管炎や腎盂腎炎では，発症初期から悪寒戦慄を伴う高熱を認めることが多いです．一方，急性虫垂炎では腹痛，悪心・嘔吐，食欲低下などの症状が先行し，発熱はその後に認められます．このように，疾患特有の経過を考えながら鑑別診断を考えることが大切です．

Summary

- 腹痛に伴う症状や徴候に注目することで，鑑別診断を絞り込むのに役立つが，広範な疾患に共通する症状である場合には誤診のリスクもある．特に，腹痛と嘔吐は消化器系疾患だけでなく，心筋梗塞やDKAでも生じることがあり，慎重な評価が必要である
- 腹痛に消化管出血が伴う場合，バイタルサインの確認と血行動態の安定化を最優先する．その後，出血源を推測して内視鏡検査を行う
- 腹痛と黄疸が同時に現れる場合，肝胆道系疾患が疑われる．総胆管結石や急性胆管炎，急性肝炎，SBPなどが主な原因である．画像検査は腹部超音波検査が第一選択となる
- 腹痛に便通異常が伴う場合，腸間膜虚血や小腸閉塞，大腸がんなど重大な疾患が隠れている可能性がある．中年以降の急性便秘では，大腸がんによる腸管狭窄・閉塞を考慮して患者さんの評価を行う
- 腹痛に嘔吐を伴う場合には，消化器系の異常だけでなく，心筋梗塞やDKA，精巣捻転など腹腔外の原因も考慮する必要がある

文献

1) Laine L & Shah A：Randomized trial of urgent vs. elective colonoscopy in patients hospitalized with lower GI bleeding. Am J Gastroenterol, 105：2636-41;quiz 2642, 2010（PMID：20648004）
2) Macaluso CR & McNamara RM：Evaluation and management of acute abdominal pain in the emergency department. Int J Gen Med, 5：789-797, 2012（PMID：23055768）

第2章

救急・一般外来で遭遇する common disease の診かた

§1. 腹部に関連する疾患
①急性虫垂炎／②大腸憩室炎／③腸閉塞・イレウス／④虚血性大腸炎／⑤胆石発作・急性胆嚢炎／⑥急性胆管炎／⑦急性膵炎／⑧消化管穿孔／⑨消化性潰瘍・急性胃粘膜病変（AGML）／⑩アニサキス／⑪腸間膜虚血／⑫腎梗塞

§2. 腹部以外の疾患
①糖尿病性ケトアシドーシス（DKA）／②急性冠症候群（ACS）とそのほかの胸部由来の腹痛

§3. 女性の腹痛・高齢者の腹痛
①女性の下腹部痛／②高齢者の腹痛

§4. 救急外来での実際：Case study
①急な心窩部痛を自覚した症例／②感冒様症状が先行してから上腹部痛を自覚した症例

第2章 救急・一般外来で遭遇するcommon diseaseの診かた

§1 腹部に関連する疾患

① 急性虫垂炎

0 はじめに

　急性虫垂炎は非常にコモンな疾患です．コモンだから診断も簡単かというと，必ずしもそうではなくて，長い医師人生のなかで誰でも一度や二度，痛い目にあった経験をおもちのはずです（これから医師キャリアがはじまる方も，きっと今後そういう経験をするはずです）．急性虫垂炎では**発症から診断までの時間が長くなるにつれて，虫垂の穿孔とそれに伴う腹膜炎のリスクが高くなります**．そのため，なるべく早く診断することが大切なのですが，症状と身体所見にはバリエーションがあり，時に診断が遅れてしまいます．

Point & Pitfall

急性虫垂炎のうち典型的な経過をとるのは50〜60％程度と報告されています．したがって，症状が典型的でないからといって急性虫垂炎を除外することはできません．

1 典型的な症状

　まず，典型例を知らずに非典型例を診断することは難しいはずです．そこで急性虫垂炎の典型的な症状をおさらいしておきましょう．急性虫垂炎の典型的な症状は以下の順番で起きます．

❶ 心窩部〜臍周囲の痛み（内臓痛）
❷ 悪心・嘔吐，食欲低下
❸ 痛みは右下腹部に移動（体性痛）
❹ 発熱（37℃台）

　なお，心窩部〜臍周囲の痛みを自覚する前に，腹部膨満感や上腹部不快感，胃もたれのような症状を自覚する場合もあります．その後，腹痛に続いて悪心・嘔吐が出現するわけですが，ゲーゲー吐くような状態，つまり嘔吐が前面に出る場合には腸閉塞などのほかの疾患を疑うべきです．また，受診時に食欲が保たれている場合も虫垂炎らしくありません．

　ほかにも**穿孔をきたす前の虫垂炎でみられる発熱は37℃台**ですので，それ以上の高熱があれば，穿孔，腹膜炎の合併，あるいは他疾患の可能性を考えます．

2 非典型的な症状

　急性虫垂炎の非典型的な症状には，**腹部膨満感，下痢，頻尿，全身倦怠感**などがあります．これらの症状の一部は虫垂の位置に関係しています．

　炎症を起こした虫垂は，時に周囲の臓器に影響を及ぼして随伴症状をもたらします．たとえば，虫垂先端が膀胱近くにある場合には，頻尿，排尿障害をきたすことがあります．また，虫垂先端がS状結腸付近にあると下痢をきたすことがあります．これらの随伴症状に惑わされると，膀胱炎や急性腸炎と勘違いしてしまうわけです．

!! Point & Pitfall

非典型的な症状とは異なりますが，高齢者では腹痛や腹部所見がはっきりとしないために，しばしば診断が遅れます．70歳以上では，診断時に30％で穿孔を認めると報告されています[1]．また，免疫抑制状態の患者さんは症状が出にくく，しかも重症化しやすいためリスクの高い患者さんです．

3 身体所見

右下腹部に限局した圧痛が，よく知られた急性虫垂炎の身体所見です．急性虫垂炎でよくみられる圧痛点として **McBurney点**と**Lanz点**があり，ほかに**Kummel点**，**Monroe点**があります（図1）．

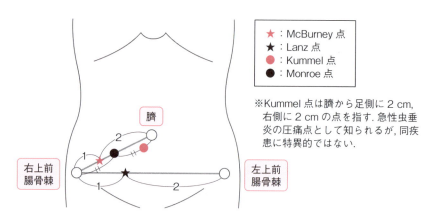

図1 虫垂炎の圧痛点

しかし，ごく早期の段階で虫垂の炎症が腹膜に及ぶ前であれば，身体診察で右下腹部に限局した圧痛を指摘することは難しいです．**病歴から急性虫垂炎が疑われる場合，安易に胃腸炎などと診断してしまうのではなく，時間を味方につけて対応**しましょう．

> **MEMO** 具体的には，すぐには帰宅させずに5～6時間後に再度診察する，あるいは患者さん本人に「痛みが右下腹部に移動するようなら，すぐに再受診してください」と伝えるなどの方法が考えられます．

それ以外に，**虫垂の解剖学的位置のために右下腹部の圧痛がはっきりしない**場合があります．虫垂の位置により腹痛部位が典型例と異なる代表例が妊婦です．妊婦では大きくなった子宮により虫垂が徐々に頭側に押し上げられるため，時に右上腹部痛を訴えることがあります．この痛みはもちろん体性痛です．

また，虫垂の先端が盲腸の背側を向いていると右下腹部痛ははっきりとせず，右側腹部の圧痛，あるいは直腸診での圧痛を認めることがあります．

MEMO 蛇足になりますが，急性虫垂炎の診断において直腸診が追加の情報をもたらすことは一般に証明されていないので，急性虫垂炎を疑う症例の全例で直腸診を行うことは推奨しません．

前述した圧痛点以外にも虫垂炎に関連したいくつかの徴候が知られています（**表1**）．これらの徴候はいずれも単独では急性虫垂炎を診断することはできないため，**ほかの所見や病歴，検査結果と組み合わせて診断する**ことが重要です．

表1　虫垂炎に関連した徴候

Rovsing徴候	虫垂炎のとき，左下腹部の下行結腸付近を下方より上方へ押し上げるように圧迫すると回盲部が痛む徴候．
腸腰筋徴候（図2）	腸腰筋を伸ばす右股関節の受動的伸展により右下腹部の疼痛が増強する徴候で，盲腸後虫垂と関連するとされる．
閉鎖筋徴候	屈曲した大腿部の受動的内旋により右下腹部痛が誘発される徴候で，骨盤内虫垂と関連しているとされる．

〔第1章-§2-5（p. 52）参照〕

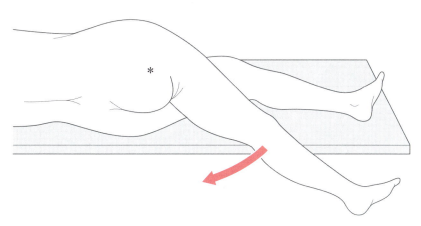

図2　腸腰筋徴候
（文献2より引用）
患者さんを左側臥位にし，検者は右股関節（＊）を押しながら右大腿を過伸展させる．このときに右下腹部痛が増強したら腸腰筋徴候陽性と判断する．

4 検査

1) 血液検査

まず血液検査を行います．典型例では**軽度の白血球増多と左方変動，CRP上昇**を認めます．しかし，ごく初期には白血球増多やCRP上昇がみられないこともあります．また，白血球数が非常に多い場合には穿孔をきたしている可能性があります．

2) 腹部超音波検査

腹部超音波検査はベッドサイドで施行することができ，放射線被曝の危険がない利点があり，**急性虫垂炎が疑われる小児，妊婦および妊娠可能な女性では第一選択**の画像検査です．

もちろんそれ以外の成人でも有用ですが，検査の質は検者の技量に依存することに注意が必要です．腹部超音波検査で**虫垂の最大横径≧6 mm**であれば，急性虫垂炎を疑います．

3) CT

腹部超音波検査で虫垂炎の診断がつかないものの虫垂炎を否定できないときや，肥満があり腹部超音波検査で虫垂の描出が困難であるときなどには腹部CTを施行します．可能ならば造影CTが望ましいです．CTでは，次のような所見がある場合に急性虫垂炎を疑います．

- 虫垂径≧6 mmで虫垂の管腔が閉塞
- 虫垂の壁肥厚（＞2 mm）
- 虫垂周囲の脂肪織濃度の上昇
- 虫垂壁の造影効果
- 虫垂結石の存在

※さらに，虫垂穿孔をきたしていると，虫垂周囲に遊離ガスを認めます．

急性虫垂炎を疑ったとしても全例で腹部CTを行うわけにはいきません．画像検査を行うかどうかの判断基準として**Alvaradoスコアが有用**です（**表2**）．

表2　Alvaradoスコア

	点数
痛みが心窩部・臍周囲から右下腹部へ移動	1
食欲低下	1
悪心・嘔吐	1
右下腹部の圧痛	2
反跳痛	1
発熱（37.3℃以上）	1
白血球数＞10,000/μL	2
白血球の左方移動　多形核白血球＞75％	1

　スコアは最高10点で，4点未満であれば低リスクで急性虫垂炎を否定してよいと考えられるため，画像検査を行わずに経過観察してかまいません．**スコアが7点以上では急性虫垂炎が強く疑われるため，ただちに消化器外科医にコンサルト**します（同時にCTを施行する場合が多いです）．**4〜6点では画像検査での評価が診断と方針決定のために重要**になってきます．

‼ Point & Pitfall

> ただし，妊婦，高齢者，免疫抑制状態の患者さんではしばしば症状が典型的でなく，また重症化のリスクが高いため，このスコアを絶対視せずに必要なら画像検査を行うべきです．

5 治療

　虫垂切除が原則です．重篤な併存疾患などのために耐術能が低いと判断された場合，および患者さんが手術を希望しない場合には，抗菌薬投与，禁食，輸液にて治療をします．ただし，抗菌薬投与で一時的によくなっても再発のリスクが高いため，患者さん本人の希望で保存的治療を行う場合にはその点を十分に説明するようにします．

　抗菌薬はグラム陰性桿菌と嫌気性菌をカバーする選択をします．

Summary

- 病歴では症状出現の順番が大切．まず心窩部〜臍周囲の腹痛が出現し，その後，悪心・嘔吐，食欲不振→右下腹部に限局した腹痛→発熱の順に現れる．ただし，約半数はこのような典型的な経過をとらない
- 急性虫垂炎のリスクを見積もるスコアにAlvaradoスコアがある．スコアが4点以上で中等度以上のリスクをもつ患者さんでは，画像検査で評価する
- 症状および身体所見が典型的でなく重症化のリスクが高いのは，高齢者，妊婦，免疫抑制状態の患者さんであり，画像検査の閾値をより低くして診断に臨むようにする

文献
1) Silen W：Acute appendicitis and peritonitis.「Harrison's Gastroenterology and Hepatology 2nd Edition」(Longo DL & Fauci AS, ed), McGraw-Hill Education, pp.231-235, 2013
2) Snyder MJ, et al：Acute Appendicitis：Efficient Diagnosis and Management. Am Fam Physician, 98：25-33, 2018（PMID：30215950）

第2章 救急・一般外来で遭遇する common disease の診かた

§1 腹部に関連する疾患

② 大腸憩室炎

0 はじめに

　急性虫垂炎とともに右下腹部痛の鑑別診断としてあがるのが大腸憩室炎です．欧米では圧倒的にS状結腸の憩室が多いため，大腸憩室炎も左下腹部痛を主訴に来院することが多いのですが，**アジア人では右側結腸の憩室が比較的多いため，右下腹部痛を診たら必ずこの疾患も鑑別にあげなければなりません**．

　また，日本からの報告では，大腸憩室炎は40〜60歳では右側結腸に多いのに対して（70％），より高齢では左側結腸に多い（60％）とされます（若年層で右側結腸の憩室が多いです）．

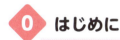

> 右下腹部痛だけでなく下腹部痛の鑑別には必ず大腸憩室炎を入れましょう．

1 症状

　症状としては腹痛が最も多く，**右下腹部痛もしくは左下腹部痛**をきたしますが，長いS状結腸に憩室炎を合併した場合，恥骨上付近に疼痛を訴える場合があります．大腸憩室炎は憩室の微小穿孔による憩室と周囲組織の炎症と考えられており，**疼痛は体性痛（持続痛で鋭い痛み）**です．

　そのほかの自覚症状としては，発熱，悪心・嘔吐，腹部膨満感などがあります．急性虫垂炎と同様の機序でS状結腸憩室炎の炎症が膀胱に波及すると，頻尿や排尿障害などの尿路症状をきたすことがあります．

> **!! Point & Pitfall**
> 症状だけから急性虫垂炎と大腸憩室炎を鑑別することはしばしば困難です．

　大腸憩室炎の合併症には，**穿孔**，**膿瘍**，**狭窄**，**瘻孔**があります．瘻孔形成による症状は，どの臓器との間の瘻孔であるかによります．膀胱と瘻孔が形成されると，気尿症，糞尿症，再発する尿路感染をきたします．また，腟との瘻孔を形成すると腟から便成分が排出されます．

> **!! Point & Pitfall**
> 大腸憩室は出血をきたすこともありますが，大腸憩室炎で顕性出血を伴うことはまれです．血便を認める場合には，ほかの疾患を考えるべきです．

2　身体所見

　炎症を起こした憩室の部位に限局した圧痛を認めます．**頻脈や低血圧を認める場合には，穿孔，腹膜炎の合併を疑う**必要があります．
　穿孔から汎発性腹膜炎をきたすと，腹膜刺激症状である反跳痛，筋性防御を認めます．また，膿瘍を形成すると腹部診察で腫瘤を触知することがあります．

検査

1）血液検査

　血液検査では白血球増多およびCRP上昇を認めますが，大腸憩室炎に特異的な所見はありません．

2）尿検査

　膀胱に炎症が波及すると無菌性膿尿を認めることがあります．また，結腸膀胱瘻を形成した場合には膿尿と細菌尿を認めますが，通常の尿路感染と異なり，複数の腸内細菌が培養で検出されるのが特徴です．

3) CT

病歴，身体所見，血液および尿検査である程度大腸憩室炎が疑われる場合でも，**診断確定のためには画像検査が必要になることがほとんどです．第一選択はCT（造影併用が望ましい）です．**

CTでは診断を確定すると同時に，穿孔，膿瘍，狭窄，瘻孔形成などの合併症がないかをあわせて評価できる利点があります．大腸憩室炎を示唆するCT所見としては，以下のものがあります．

- 限局性の結腸壁肥厚
- 炎症部位周囲の脂肪織濃度の上昇
- 大腸憩室の存在

なお，大腸憩室炎の診断のためには大腸内視鏡検査は不要です（むしろ，穿孔や炎症の悪化を招くため禁忌です）．

4 治療

入院の適応として以下があげられます．

- 高熱（＞38.5℃）
- 経口摂取ができない
- 穿孔・膿瘍形成・狭窄・瘻孔形成などの合併症がある，またはその疑い
- 重篤な併存疾患がある
- 免疫抑制薬を服用中または免疫能低下をきたす併存疾患がある
- 疼痛コントロールが必要
- 自宅でのサポートがない
- 外来治療を2〜3日間行うも改善しない，あるいは増悪

上記に該当しない軽症例では，**経口摂取を水分，液体状の食べもの，ゼリーとし経口抗菌薬で治療**しても大丈夫です．ただし，治療効果を判定するために**2〜3日後に外来での経過観察**を必ず行うようにします．

入院加療を行う場合には，**禁食，輸液，抗菌薬投与**を行います．抗菌薬はグラム陰性桿菌と嫌気性菌をカバーするように選択します．

Summary

- 欧米人ではS状結腸の憩室が圧倒的に多く，大腸憩室炎はS状結腸に好発する．一方，アジア人では右側結腸の憩室が少なくなく，右側結腸の憩室炎は急性虫垂炎との鑑別を要する
- 診断のためには腹部造影CTが第一選択となる
- 軽症の場合，外来で経口抗菌薬による治療を行うことも可能．一方，軽症以外は入院として禁食，輸液，抗菌薬投与で治療を行う．穿孔や狭窄などの合併症をきたしたときには外科的治療が必要になる

第2章 救急・一般外来で遭遇するcommon diseaseの診かた

§1 腹部に関連する疾患

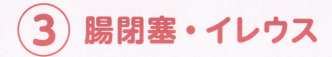

⓪ はじめに

　腸閉塞は急性腹症の原因として，しばしばみられる病態です．診断が遅れると腸管壊死，穿孔，腹膜炎に至ることがあるため，急性腹症では常に鑑別診断にあげるべきです．

　わが国では，「イレウス」と「腸閉塞」を区別せずに同義語として用いることが多いですが，欧米では両者は別のものとして扱われます．本項では，「イレウス」と「腸閉塞」を分けて扱います．

‼ Point & Pitfall

> 腸閉塞とイレウスは似て非なるものです．「イレウス」は，腸管の蠕動機能不全により腸内容物が停滞する状態を指します．一方，「腸閉塞」は小腸または大腸の連続性が物理的に障害され，腸管内容物の流れが妨げられる状態を指します．両者の原因および治療法は異なるため，区別して用いるべきです．

① 腸閉塞の分類と原因

　腸閉塞は**血流障害を伴わない単純性腸閉塞と血流障害を伴う複雑性腸閉塞（絞扼性腸閉塞）**に分けられます（**表1**）．後者は診断・治療が遅れると腸管壊死，穿孔，腹膜炎に進展する可能性があるため，より迅速な対応が望まれます．

表1　腸閉塞の分類と原因

単純性腸閉塞	複雑性腸閉塞	
●癒着（術後，炎症後） ●胆石 ●異物 ●小腸腫瘍　　　など	●腸重積 ●ヘルニア嵌頓 ●内ヘルニア	●腸軸捻転 ●索状物によるclosed-loop型 　腸閉塞　　　など

　小腸閉塞の原因として最も多いのは**術後の癒着**です．一方，大腸閉塞の原因として最も多いのは**大腸がん**です．腸閉塞は急性腹症の約4〜9％を占めるとされ[1]，このうち，小腸閉塞が4分の3，残りが大腸閉塞です．

　腸閉塞の原因として比較的頻度の高いものを覚えるmnemonicに"**HANG-IV**"（**表2**）があります[2]．腸閉塞の症例に遭遇したら，このHANG-IVを思い出しながら原因検索をしましょう．

表2　HANG-IV

H	hernia（ヘルニア）
A	adhesions（手術または子宮内膜症などによる癒着）
N	neoplasm（新生物）
G	gallstone ileus（胆石による腸閉塞）
I	intussusception or inflammatory（腸重積または炎症）
V	volvulus or vascular（捻転症または血管病変）

2 症状

　腸閉塞の症状は閉塞部位・閉塞機転により異なります．

1）小腸閉塞の場合

　小腸閉塞でみられる典型的症状は，**腹痛，悪心・嘔吐，腹部膨満感，排ガス・排便の停止**です．ただし，閉塞部位より肛門側の腸内容物が閉塞後も排泄されることがあるため，すぐに排ガス・排便が止まるとは限りません．

腹痛は**臍周囲での間欠的で波のある疝痛の場合が多い**ですが，**血流障害を伴うと持続性の痛みに変わり**，虚血の進行とともに痛みは増強します．また，血流障害を伴う場合には血便を認めることがあります．

閉塞部位が近位であると，悪心・嘔吐の程度が強くなります．一方，閉塞部位が遠位であるほど腹部膨満感の程度は強くなります．

closed-loop型腸閉塞の場合には，持続性の強い腹痛を訴え，腹部膨隆は目立ちません．

> **MEMO** closed-loop型腸閉塞とは，ヘルニア，索状物，捻転などにより腸管の2カ所が閉塞し，閉塞部位が「閉じた輪」を形成するものを指します．血流障害を起こしやすく，また口側からの減圧ができないため手術になる可能性が高い病態です．

2) 大腸閉塞の場合

大腸閉塞の場合も小腸閉塞と同様に**腹痛，腹部膨満感を呈しますが，悪心・嘔吐の程度は小腸閉塞に比べて軽い**ことが多いです．大腸閉塞の疼痛も管腔の閉塞による内臓痛で波のある痛みであり，血流障害で炎症が壁側腹膜に及ぶと，持続的な体性痛となります．

便秘の出現または増悪があり，やがて排便と放屁が完全にみられなくなるobstipationをきたします．

Point & Pitfall

> 発症様式はその原因によりますが，一般に小腸閉塞のほうが大腸閉塞より急な発症であることが多いです．また，血流障害を伴わない単純性腸閉塞は血流障害を伴う複雑性腸閉塞と比較して緩徐に発症することが多いです．

3) イレウスの場合

一方，イレウスの場合には**腹痛と嘔吐がみられますが，一般に腸閉塞と比較すると症状は軽い**です．イレウスの腹痛はやはり内臓痛であることが多いですが，原因が腹膜炎である場合には体性痛を伴います．

病歴聴取では，以下に該当する事項がないかを確認します．これは腸閉塞，またはイレウスの原因を推定するのに役立ちます．

- 以前の腹部または骨盤手術
- 腹壁または鼠径ヘルニア
- 炎症性腸疾患
- 悪性腫瘍の病歴
- 以前の腹部または骨盤への放射線照射
- 異物摂取歴
- 抗コリン薬，オピオイド，カルシウムチャネル拮抗薬の使用（イレウスの危険因子）

※また，最近の排便習慣の変化や血便は大腸がんの可能性を示唆します．さらに体重減少は悪性腫瘍の可能性を示唆します．

3 身体所見

身体診察では，まずバイタルサインを確認します．腸閉塞による嘔吐，腸管内への水分貯留，経口摂取量の減少などにより，血管内脱水をきたすことがしばしばあります．その場合，**頻脈，低血圧，起立性低血圧，皮膚ツルゴールの低下**などがみられます．また，穿孔から汎発性腹膜炎をきたした場合や敗血症を合併すると，発熱，頻脈，頻呼吸，低血圧，嘔吐，尿量減少などを認めます．

!! Point & Pitfall

急性腹症でバイタルサインの確認は必須ですが，バイタルサインの変化から今何が起きているのかを推測することが大切です．

腹部診察では，腹部をしっかりと露出して診察するのはもちろんですが，鼠径部や大腿部にヘルニアがないかを確認するようにしましょう．特に，**腹部手術の既往がない場合にはヘルニア嵌頓の可能性も考えられます．あわせて腹部手術痕と腹部膨隆の有無を確認**します．

腸閉塞の腹部の聴診では，**metallic sound（金属性有響音）が典型的**です．ただし，閉塞から時間が経過すると腸蠕動音は低下します．複雑性腸閉塞の場合，腸蠕動音は正常または低下します．イレウスでは腸蠕動音は低下します．

　触診を行い，圧痛がある場合には絞扼が存在することを示唆します．また，筋性防御，筋硬直，反跳痛などの腹膜刺激症状がある場合には，腸管の虚血が進行し，穿孔をきたしている可能性が考えられます．

!! Point & Pitfall

なお，内ヘルニアやclosed-loop型腸閉塞の場合，腹部膨隆はない，あるいは目立たず，身体診察の所見が乏しい割に腹痛の訴えが強いのが特徴です．ただし，時間が経過し，腸管壊死から穿孔に至ると，腹膜炎をきたすため腹膜刺激症状を認めるようになります．

4 検査

1) 血液検査

　血液検査では，**炎症所見や電解質異常の有無，脱水の程度，乳酸値**を確認します．腸管の虚血を伴い，腸管壊死，穿孔，腹膜炎などの合併症をきたしているときには，白血球増多，CRP上昇，乳酸値の上昇を認めます．

2) X線検査

　腹部X線では，**立位像で鏡面像**を認めることが多いです．小腸閉塞の場合には拡張した**ケルクリング襞**を，大腸閉塞の場合には拡張した**ハウストラ**を認めます．

　小腸のケルクリング襞は小腸の全幅に渡って見ることができます．一方で，大腸のハウストラは一般的にX線画像上でひだが腸管を完全に横切らないため，両者を区別することができます．

!! Point & Pitfall

腸管内に大量の液体が貯留すると，鏡面像を認めないことに注意する必要があります．

3) CT

腸閉塞またはイレウスの診断には腹部〜骨盤部のCTが欠かせません．**腸閉塞とイレウスの鑑別**と，**腸閉塞の場合には閉塞部位がどこであるか**を判断するためにCTは有用です．

> **MEMO** 腸閉塞では閉塞機転の口側が拡張し肛門側が虚脱します．一方，イレウスは腸管全体が拡張し閉塞機転を認めません．

血流障害の有無を判断するためには造影CTが必須です．**閉塞部位の同定**や**腸管の血流障害の有無**に加えて，**腸管穿孔，腹水の有無**を評価することもできます．CTで次のような所見を認めた場合には，複雑性腸閉塞を疑います．

- 腸管壁の造影効果の低下，腸管壁の肥厚
- 腹水
- 腸間膜の充血
- 腸管壁内ガス，門脈内ガス
- 腸管の捻転
- whirl sign（腸管の捻転部根部で，腸間膜血管の渦巻き状所見を示す）
- beak sign（索状物による腸管の締めつけにより腸管が鳥のくちばし様に見える）

5 治療

腸閉塞，イレウスでは多くの場合，来院時に脱水と，時に電解質異常をきたしています．そのため，ただちに**静脈路を確保して輸液**を行います．輸液は通常乳酸リンゲル液を用い，同時に血液検査の結果を参考に電解質の補正を行います．

悪心・嘔吐に対しては腸管減圧のため経鼻胃管の挿入を行います．制吐薬として頻繁に用いられるメトクロプラミドは，腸閉塞で投与すると蠕動亢進による腸管内圧上昇，穿孔のリスクがあるため禁忌です．**どうしても制吐薬を用いたいときには，中枢性に作用する薬剤**を使用します．

> **MEMO** 処方例
>
> - プロクロルペラジン（ノバミン®）5 mg筋注
>   または
> - ハロペリドール（セレネース®）2.5 mg＋生食50 mLを1時間で点滴静注

また，腹痛に対しては鎮痛薬の投与を行います．

> **MEMO** 処方例
>
> - アセトアミノフェン（アセリオ®）1,000 mgを15分で点滴静注（用量は体重などで調整）
>   または
> - ペンタゾシン（ソセゴン®）15 mg＋生食50 mLを30分で点滴静注

1）手術適応となる場合

腸管虚血，腸管壊死，腸管穿孔，腹膜炎は緊急手術の適応です．また，腸重積，胆石による腸閉塞，異物による腸閉塞，小腸腫瘍なども速やかな外科的治療を要します．検査でこれらの疾患が考えられるときには，**ただちに消化器外科医にコンサルト**します．**複雑性腸閉塞は血流障害を伴い，先にあげた状態をもたらすため手術の適応**です．癒着による腸閉塞と確信できれば保存的に治療をしてよいですが，そうでない場合は必ず消化器外科医にコンサルトしましょう．同時に，腹膜炎があるときには広域スペクトラムの抗菌薬投与を開始します．

2）そのほかの場合

単純性腸閉塞（多くの癒着性腸閉塞が含まれます），イレウスの場合には，**絶飲食による腸管安静を図り，経鼻胃管を挿入し腸管の減圧**を行います．胃管による減圧効果が不十分であるとき，または下部小腸の閉塞ではイレウス管挿入が考慮されます．

> **MEMO** 胃管に対するイレウス管の優位性はほとんど示されていませんが，消化器外科医と協議のうえで選択してもよいかもしれません．

単純性腸閉塞において胃管もしくはイレウス管を挿入して5～7日経過しても排液量が減少しない，あるいは症状の改善がみえないときには，腸管減圧が無効と判断して手術を考慮します．水溶性造影剤であるガストログラフィン®を胃管もしくはイレウス管から注入し，24時間以内に結腸に造影剤が到達しないときには手術が必要となる可能性が高いとされます[3)]．

また，絶飲食と腸管減圧で改善しないとき，特に術後の癒着性腸閉塞で何回も手術を行っているような症例では，施設によっては高気圧酸素療法が選択されることがあります．

‼ Point & Pitfall

左側結腸の大腸がんによる閉塞では，経肛門的イレウス管挿入により減圧を図ることがあります．あるいは，手術までのつなぎとして(bridge to surgery：BTS)，自己拡張型金属ステントの挿入を行うことがあります．後者は穿孔のリスクもあるため，事前に消化器外科医と協議することが必須です．

一方，**イレウスの場合には，原因が存在するのでその原因の除去**に努めます．特に薬剤の副作用はしばしばみられるので，必ず使用している薬剤を確認することが大切です．

Summary

- 腸閉塞は機械的に腸管が閉塞する状態を指す．一方でイレウスは腸管の蠕動機能の障害により起きる．両者は原因および対応が異なるので，区別して扱うべきである

- 腸閉塞のうち，血流障害を伴う複雑性腸閉塞は対応が遅れると，腸管壊死，穿孔，腹膜炎をきたすため迅速に対応する．特に腸閉塞があり，持続性の腹痛を訴えている場合には複雑性腸閉塞を疑う

- 腸閉塞のなかでも，closed-loop型腸閉塞は腹部膨隆が目立たず，腹部診察の所見が乏しいにもかかわらず強い持続性腹痛を訴える．身体診察の所見が乏しい割に腹痛の訴えが強い場合には，CTによる評価が必須である

- イレウスは術後，電解質異常，薬剤の副作用などにより起こるため，原因の除去と支持療法に努める

文献

1) Murata A, et al：Age-related differences in outcomes and etiologies of acute abdominal pain based on a national administrative database. Tohoku J Exp Med, 233：9-15, 2014（PMID：24739505）
2) Diary from a Week in Practice. Am Fam Physician, 65：1313-1314, 2002
https://www.aafp.org/pubs/afp/issues/2002/0401/p1313.html（2024年12月閲覧）
3) Branco BC, et al：Systematic review and meta-analysis of the diagnostic and therapeutic role of water-soluble contrast agent in adhesive small bowel obstruction. Br J Surg, 97：470-478, 2010（PMID：20205228）

§1 腹部に関連する疾患

④ 虚血性大腸炎

0 はじめに

　虚血性大腸炎では大腸への血流低下に伴い大腸粘膜および大腸壁の虚血をきたします．さらに，その後の再灌流により腸管の炎症，出血，潰瘍が引き起こされます．

　虚血性大腸炎の**約95％は非閉塞性大腸虚血**によるもので，脾彎曲部と直腸S状結腸移行部が好発部位です（図1）．

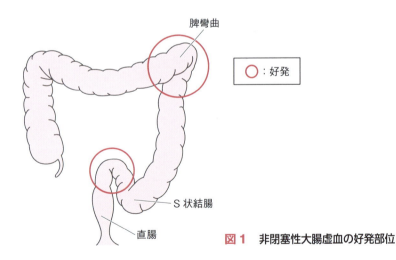

図1　非閉塞性大腸虚血の好発部位

非閉塞性大腸虚血の多くは一過性の虚血で48時間以内に自然軽快しますが，一部は腸管壊死から穿孔に至る重症例があります．

1 原因

虚血性大腸炎で多い非閉塞性大腸虚血の発症には，**灌流低下**と**血管攣縮**が関与しており，心不全，ショック，不整脈，感染症，薬剤，血管炎などが原因となります．それ以外に，塞栓性および血栓性動脈閉塞と腸間膜静脈血栓症が原因となることがあります．

2 症状

虚血性大腸炎の典型的な症状は以下の順に現れます．

❶ 急性発症の腹痛
❷ 下痢・便意逼迫
❸ 血便または血性下痢

これは，大腸への灌流が低下することにより粘膜が障害されて痛みと下痢が生じ，再灌流による粘膜傷害も相まって血便が起きるという経過を反映しています．

腹痛は**左下腹部に起こることが多くて疝痛（内臓痛）**です．塞栓性動脈閉塞が原因の場合には突然発症の腹痛をきたしますが，虚血性大腸炎の大半を占める非閉塞性大腸虚血では，**急性発症ではあるものの動脈閉塞の症例よりは緩徐に腹痛が出現**することが多いです．

血便または血性下痢は発症から12〜24時間以内に認められますが，鮮血を認めることがあっても輸血を要するような大量出血はまれです．約15％では出血を伴わず腹痛だけ認めます．

これらの症状に加えて，悪心・嘔吐，発熱を伴うことがあります．また，時にイレウスを合併し，悪心・嘔吐，腹部膨満感を合併することがあります．

病歴聴取では症状について確認すると同時に，虚血性大腸炎の危険因子がないかを確認します．主な危険因子には以下のものがあります．

- 心筋梗塞
- 血液透析
- 薬剤（便秘をきたす薬剤，免疫調節薬，覚せい剤やコカインなど違法薬物の使用など）
- マラソンやトライアスロンなどの激しい運動
- 腹部大動脈瘤の術後など

> 心血管系の疾患や糖尿病をもつ患者さんで，先述したような典型的な症状を認めたら，まず虚血性大腸炎の可能性を考える必要があります．

❸ 身体所見

バイタルサインは正常のことが多いですが，重症例では脱水や汎発性腹膜炎のためショックをきたします．

腹部診察では，病変部位に一致して圧痛を認めます．**筋性防御や反跳痛を認める場合には，大腸壁の炎症度合いが強く壊疽性大腸炎をきたしている可能性**があります．

❹ 検査

1）血液検査

血液検査が診断に結びつくことはありませんが，**重症度を予測するのに役立ちます**．血算，電解質，乳酸，LDH，アルブミンを含む肝臓関連検査をまず調べます．

腸管の組織傷害が大きく壊疽に至るような症例では，乳酸，LDH，CPK，アミラーゼ値の上昇と代謝性アシドーシスを認めます．

2) 便の検査

急性発症の血性下痢の鑑別には，腸管の細菌感染および**Clostridioides difficile感染（CD感染）**が含まれます．そのため，便の細菌培養とCD毒素の検査を提出します．CD感染が血便をきたすことは少ないですが，虚血性大腸炎とCD感染が合併していることがあるため注意が必要です．

感染症以外の鑑別疾患としては，**炎症性腸疾患，大腸がん，IgA血管炎**などがあります．

3) CT

診断のためには，**まず造影CT**を行います．CTは病変の範囲を把握することができると同時に，それ以外の疾患の有無を評価するのにも役立ちます．

虚血に陥った部位に限局した大腸壁肥厚と浮腫を認めます．ただし，これらの所見は虚血性大腸炎に特異的なものではなく，感染性腸炎やクローン病でもみられます．

大腸気腫症，腸間膜や門脈内のガス，腹腔内の遊離ガスなどを認めた場合には腸管の壊死，穿孔を示唆します．

4) 内視鏡検査

確定診断のためには，通常大腸内視鏡検査を行います．ただし，**腹膜刺激症状や画像検査で腸管穿孔や腸管気腫症がある場合，重症例で腸管壊死が予想される場合には大腸内視鏡検査は禁忌**です．

内視鏡検査は通常，**発症から48時間以内**に行うようにします．過剰な送気は時に腸管穿孔を引き起こすため，**送気を最小限**にします．また，急性期には必ずしも大腸全体を観察する必要はありません．

所見として直腸は正常で，虚血をきたした部位に**区域性の粘膜変化（浮腫，易出血性，潰瘍など）**を認めるほか，**粘膜下出血**を認めることもあります．最初に虚血性変化を認めるのは，腸間膜付着部位の対側です．特徴的な内視鏡所見を認めれば生検は必ずしも必要ありませんが，他疾患との鑑別が必要な場合には行うことがあります．

> **!! Point & Pitfall**
>
> 重症例では腸管粘膜が壊死に陥り，紫色を呈します．このような粘膜を認めたら，ただちに検査を中止します．

5 治療

腸管穿孔，腸管壊疽を起こしている場合には緊急手術が必要になります．それ以外の場合の多くは一過性虚血のため，**支持療法が主体であり，腸管安静と輸液**を行います．イレウスを合併している場合には，胃管を挿入して消化管の減圧を図ります〔第2章-§1-3（p. 97）参照〕．

!! Point & Pitfall

> 同時に，腸管虚血を進めるような薬物（昇圧剤やジギタリス）およびステロイドの全身投与は中止すべきです．

抗菌薬投与の有効性についてのエビデンスはありませんが，米国のガイドラインでは中等症以上の虚血性大腸炎に対する広域スペクトラム抗菌薬投与を推奨しています[1]．

Summary

- 左下腹部痛に続く下痢，血便に遭遇したら虚血性大腸炎を想起する
- 虚血性大腸炎のほとんどは非閉塞性大腸虚血による．その多くは一過性の虚血で，48時間以内に自然軽快し，治療は支持療法が主体となる
- 確定診断のためには，発症から48時間以内の大腸内視鏡検査が推奨される．ただし，腸管壊死や穿孔が疑われる場合には禁忌である

文献

1) Brandt LJ, et al：ACG clinical guideline：epidemiology, risk factors, patterns of presentation, diagnosis, and management of colon ischemia(CI). Am J Gastroenterol, 110：18-44, 2015（PMID：25559486）

第2章 救急・一般外来で遭遇するcommon diseaseの診かた

§1 腹部に関連する疾患

5 胆石発作・急性胆嚢炎

0 はじめに

　急性胆嚢炎は胆嚢の急性炎症で，多くの場合は胆嚢管が胆石により閉塞することにより起きます（図1）．適切な治療が行われないと，壊疽性胆嚢炎，胆嚢穿孔，胆汁性腹膜炎に進展する可能性があります．

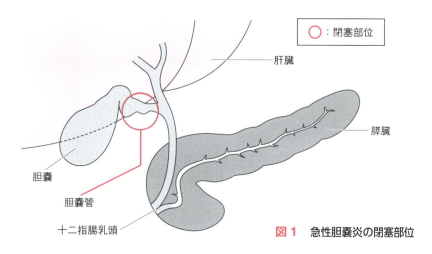

図1　急性胆嚢炎の閉塞部位

1 症状

　患者さんは，胆嚢結石による急性胆嚢炎を起こす前に胆石発作を経験していることが多いです．

1) 胆石発作の場合

　　胆嚢の炎症を伴わない胆石発作は，通常胆嚢管に結石あるいは胆泥・胆砂が嵌頓することにより胆嚢内圧が高まり，その結果疼痛を引き起こすことにより生じます．この痛みは内臓痛で「**胆道疝痛（biliary colic）**」ともよばれます．ただし胆石発作は波のある痛みではなく，痛みが**はじまって30分ほどでプラトーとなる鈍痛**です．したがって，胆石発作の場合には厳密に言うと"疝痛"という表現は正しくありません．

> **MEMO**　"疝痛"とは管状の臓器が閉塞したときに生じる痛みで，疼痛の強さに波があるのが特徴です．たとえば腸閉塞や尿管結石でみられる痛みが疝痛です〔第1章-§1-3（p. 28）参照〕．

　　胆石発作の痛みは**心窩部～右上腹部に出現し**，時に右肩甲骨から右肩へ放散します．胆嚢の収縮を惹起する**脂肪の多い食事を摂取した後に出現する右上腹部痛**が典型的な症状として知られています．しかし，実際には食後だけでなく就寝中に発作が起きることもまれではありません．また，疼痛に悪心・嘔吐を伴うことがあります．

　　なお，胆石発作の痛みは数時間以内に治まります．**疼痛がおよそ6時間以上持続した場合には，急性胆嚢炎**を疑います．

2) 急性胆嚢炎の場合

　　急性胆嚢炎は，胆石により胆嚢管が閉塞することによる胆嚢内胆汁のうっ滞と内圧上昇に引き続き，胆嚢粘膜の傷害・虚血と炎症性メディエーターの活性化をきたした状態です．二次的に細菌感染をきたします．

　　そのため，急性胆嚢炎の痛みは胆石発作同様に**心窩部～右上腹部の痛み**ですが，胆石発作と比較すると**持続時間が長く，5～6時間以上**です．それ以外に悪心・嘔吐，発熱を伴うことがあります．ただし，38℃以上の発熱は約3割程度です．

身体所見

1) 胆石発作の場合

　　胆石発作の場合，胆嚢壁の炎症を伴わないため内臓痛であり，腹部の触診で圧痛ははっきりとしません．バイタルサインでは発熱や頻脈を認めません．

2）急性胆嚢炎の場合

一方，急性胆嚢炎では**発熱，頻脈を伴い**，胆石発作と比べると，多くの場合**具合が悪そう**に見えます．また，胆嚢壁の炎症による体性痛は体動により増悪するため，患者さんはじっとしていることが多いです．

右上腹部の触診では**圧痛とMurphy徴候（Murphy's sign）**を認めます．このMurphy徴候とは，右上腹部を圧迫したまま患者さんに深吸気をさせると，検者の手が炎症のある胆嚢に触れた瞬間に息が止まり疼痛を訴えることを言います．

> Murphy徴候の特異度は高いものの，感度は低いとされます[1]．そのため，Murphy徴候がないからといって急性胆嚢炎を否定することはできません．特に高齢者においては，Murphy徴候の感度が低いとされるので要注意です．

3 検査

1）血液検査

胆石発作の場合，血液検査で異常を認めることはありません．

急性胆嚢炎の場合には左方移動を伴う白血球増多，CRP上昇といった炎症所見を認めます．ただし胆嚢管が閉塞されたのみであるため，通常はアミノトランスフェラーゼ値，胆道系酵素，総ビリルビン値に異常を認めません．もし，**胆道系酵素や総ビリルビン値の上昇を認める場合には，急性胆管炎の合併やMirizzi症候群の可能性**を考えるべきです．

> **MEMO** Mirizzi症候群とは胆嚢頸部の結石による圧排，炎症による総肝管狭窄をきたした病態を言います．

2）腹部超音波検査

臨床経過と血液検査で，胆石発作や急性胆嚢炎の診断をある程度確信することができますが，**確定診断には画像検査が必須**です．画像検査の第一選択は腹部超音波検査です．胆石症を疑ったら，まず腹部超音波検査で確認をします．

典型的な胆石発作の症状があり，腹部超音波検査で胆嚢内に結石を認めれば**胆石発作である可能性が高い**です．ただし，症状が非典型的である場合，たとえば上腹部痛が制酸薬ですぐに改善するときや症状が痛みでなく膨満感であるような場合には，超音波検査で認められた胆嚢結石が症状の原因である可能性が低くなります．したがって，画像所見と臨床経過を合わせて総合的に判断することが重要です．

　急性胆嚢炎の場合には，**胆嚢内に結石を認めるのと同時に，胆嚢の腫大**（長径軸＞8 cm，短径軸＞4 cm），**胆嚢壁の肥厚**（＞4 mm），**胆嚢周囲の液体貯留，sonographic Murphy徴候**（超音波プローブでの胆嚢圧迫による疼痛の訴え）がみられます（感度63％，特異度94％）[2]．

!! Point & Pitfall

典型的な急性胆嚢炎の症状に加えて，特徴的な腹部超音波所見があれば急性胆嚢炎と診断することができますが，それ以外の疾患が鑑別にあがるときには，CT検査，時にMRIが必要になることもあります．Tokyo Guideline 2018（TG18）では，急性胆嚢炎の診断基準を**表1**のように定めています．また，急性胆嚢炎の重症度判定は**表2**のようになります．

表1　急性胆嚢炎診断基準

TG 18/TG 13　急性胆嚢炎診断基準
A　局所の臨床徴候 　（1）Murphy's sign[*1]，（2）右上腹部の腫瘤触知・自発痛・圧痛 B　全身の炎症所見 　（1）発熱，（2）CRP値の上昇，（3）白血球数の上昇 C　急性胆嚢炎の特徴的画像検査所見[*2]
疑診：AのいずれかまたはBのいずれかを認めるもの 確診：AのいずれかまたはBのいずれかまたはCのいずれかを認めるもの
注）ただし，急性肝炎やほかの急性腹症，慢性胆嚢炎が除外できるものとする．

[*1] Murphy's sign：炎症のある胆嚢を検者の手で触知すると，痛みを訴えて呼吸を完全に行えない状態．
[*2] 急性胆嚢炎の画像所見：
　・超音波検査（US）：胆嚢腫大（長軸径＞8 cm，短軸径＞4 cm），胆嚢壁肥厚（＞4 mm），嵌頓胆嚢結石，デブリエコー，sonographic Murphy's sign（超音波プローブによる胆嚢圧迫による疼痛），胆嚢周囲浸出液貯留，胆嚢壁 sonolucent layer（hypoechoic layer），不整な多層構造を呈する低エコー帯，ドプラシグナル．
　・CT：胆嚢壁肥厚，胆嚢周囲浸出液貯留，胆嚢腫大，胆嚢周囲脂肪織内の線状高吸収域．
　・MRI：胆嚢結石，pericholecystic high signal，胆嚢腫大，胆嚢壁肥厚．
（文献3より転載）

表2 急性胆嚢炎の重症度判定基準

TG 18/TG 13 急性胆嚢炎重症度判定基準
重症急性胆嚢炎（Grade Ⅲ）
急性胆嚢炎のうち，以下のいずれかを伴う場合は「重症」である． ・循環障害（ドーパミン≧5 μg/kg/min，もしくはノルアドレナリンの使用） ・中枢神経障害（意識障害） ・呼吸機能障害（PaO_2/FiO_2比＜300） ・腎機能障害（乏尿，もしくは Cr＞2.0 mg/dL）＊ ・肝機能障害（PT-INR＞1.5）＊ ・血液凝固異常（血小板＜10万/mm^3）＊
中等症急性胆嚢炎（Grade Ⅱ）
急性胆嚢炎のうち，以下のいずれかを伴う場合は「中等症」である． ・白血球数＞18,000/mm^3 ・右季肋部の有痛性腫瘤触知 ・症状出現後72時間以上の症状の持続[a] ・顕著な局所炎症所見（壊疽性胆嚢炎，胆嚢周囲膿瘍，肝膿瘍，胆汁性腹膜炎，気腫性胆嚢炎などを示唆する所見）
軽症急性胆嚢炎（Grade Ⅰ）
急性胆嚢炎のうち，「中等症」，「重症」の基準を満たさないものを「軽症」とする．

＊肝硬変，慢性腎不全，抗凝固療法中の患者については注1参照．
急性胆嚢炎と診断後，ただちに重症度判定基準を用いて重症度判定を行う．
非手術的治療を選択した場合，重症度判定基準を用いて24時間以内に2回目の重症度を判定し，以後は適宜，判定をくり返す．

a：腹腔鏡下手術は，急性胆嚢炎の発症から96時間以内に行うべきである．
注1：血清クレアチニン（＞2.0 mg/dL），PT-INR（＞1.5），血小板数（＜10万/mm^3）などの血液・生化学検査値は，慢性腎不全，肝硬変，抗凝固療法中などの状況により，胆道感染症と無関係に異常値を示す場合がある．これまで，既往歴・併存疾患に伴う検査値異常を考慮し検討したエビデンスはなく，ほかのガイドラインにおける言及もない．本ガイドライン改訂出版委員会における十分な検討の結果，急性胆管炎・胆嚢炎の重症度判定基準にあたっては，疾患そのものによる異常値を，判定項目の陽性として取り扱うこととなった．
ただし，慢性腎不全患者，肝硬変患者に急性胆管炎や胆嚢炎を合併した場合には，併存疾患のない場合に比べて治療に難渋するおそれがあることから，慎重な対応が望ましい．
（文献3より転載）

治療

胆石発作の痛みに対しては**NSAIDsを投与**します．

胆石発作の場合，いったんは自然に軽快しますが，再発率が高く胆石による合併症（急性胆嚢炎，急性胆管炎，胆石性膵炎）を起こす可能性が高いため，**待期的に胆嚢摘出術の適応**となります．

> **MEMO** 処方例
> - ジクロフェナク 25 mg 経口
>   もしくは
> - ジクロフェナク坐剤 25 mg 肛門より挿入

　急性胆嚢炎の場合には，**絶飲食として輸液を開始**します．鎮痛にはNSAIDsまたはオピオイドを使用します．同時に抗菌薬投与を開始します．

　治療の原則は早期の胆嚢摘出ですが，手術リスクが高いなどの理由で緊急手術を回避する場合には，経皮経肝胆嚢ドレナージまたは内視鏡的胆嚢ドレナージ（経乳頭的または超音波内視鏡下）を行います．

> **MEMO** 処方例
> - NSAIDsは胆石発作と同様
>   ※無効のときはペンタゾシン（ソセゴン®）15 mg 筋注　など

Summary

- 胆石発作は胆嚢管の閉塞により起こる内臓痛で，長くても5～6時間で消失する．一方，急性胆嚢炎はそれ以上疼痛が持続する．また，腹部触診で圧痛が明らかになり，発熱や頻脈を伴うことがある
- Murphy徴候は急性胆嚢炎の身体所見として有名だが，感度は低いためこの徴候がなくても急性胆嚢炎を除外できない．特に高齢者において，Murphy徴候の感度が低いことを念頭に置く
- 胆石発作では血液検査で異常はなく，急性胆嚢炎では白血球増多やCRP上昇などの炎症所見が現れる．しかし，通常急性胆嚢炎で肝胆道系酵素上昇はみられない．もし，これらの所見があるときには急性胆管炎の合併を疑う

文献
1) Yokoe M, et al : Accuracy of the Tokyo Guidelines for the diagnosis of acute cholangitis and cholecystitis taking into consideration the clinical practice pattern in Japan. J Hepatobiliary Pancreat Sci, 18 : 250-257, 2011（PMID : 21042814）
2) Ralls PW, et al : Prospective evaluation of the sonographic Murphy sign in suspected acute cholecystitis. J Clin Ultrasound, 10 : 113-115, 1982（PMID : 6804512）
3) 高田忠敬 編．急性胆管炎・胆嚢炎診療ガイドライン2018．東京．医学図書出版，2018

§1 腹部に関連する疾患

6 急性胆管炎

0 はじめに

急性胆管炎は，結石，腫瘍，炎症などにより胆管の狭窄または閉塞をきたし，うっ滞した胆汁の細菌感染を起こすことにより生じます．

1 症状

急性胆管炎の典型的症状には，**Charcotの三徴として知られる右上腹部痛，発熱，黄疸**があります．ただし，Charcot三徴は特異度が高いものの感度は低いため，急性胆管炎症例の拾い上げには適していません．

Charcot三徴は主に中等症から重症の患者さんでみられますが，重症例ではこの三徴に加えて，**ショックと意識障害を合わせたReynold五徴**がみられることがあります．ただし，この五徴が揃うのは非常にまれです（**図1**）．

これ以外に悪寒戦慄，悪心・嘔吐がみられることがあります．

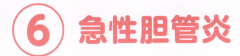

図1 急性胆管炎でみられる症状

❷ 身体所見

前述のように**発熱，黄疸，右上腹部痛**を認めます．重症例では**意識障害とショック**を伴うことがあります．

> **!! Point & Pitfall**
>
> 高齢者では腹部所見に乏しいことが少なくありません．また，発症まもなくは黄疸がはっきりとしないことがあります．そのため後述する検査所見を参考に鑑別診断を絞り込むことが重要となります．

❸ 検査

1）血液検査

血液検査では，**左方移動を伴う白血球増多，CRP上昇，胆道系酵素の上昇，直接型ビリルビン優位のビリルビン値上昇，アミノトランスフェラーゼ値上昇**を認めます．重症例では，白血球数が減少することがあります．

総胆管結石が嵌頓して急激に胆管内圧が上昇したような場合にはアミノトランスフェラーゼ値が1,000 IU/Lを超えることがあり，その場合には急性肝炎との鑑別を要します．

また，急性膵炎を合併すると膵逸脱酵素である血清アミラーゼ，リパーゼの上昇を伴います．

2）画像検査

急性胆管炎の診断における画像検査の役割は，**胆管の狭窄または閉塞の描出**あるいは**間接的所見として胆管拡張を描出**することと，**胆管狭窄・閉塞の成因を明らかにする**ことです．

● 腹部超音波検査

腹部超音波検査は低侵襲かつ簡便であることから，最初に選択されることが多いですが，検者の技量に依存し，患者さんの状態に左右されやすいという短所があります．

● CT

一方で腹部CTはより客観的な評価ができます．胆管炎に合併した肝膿瘍や門脈血栓の有無，あるいは胆管閉塞の原因としての腫瘍の有無などを評価できるメリットがあるため，可能なかぎり造影CTを行うようにします．

> **!! Point & Pitfall**
>
> また，CT陰性の結石が少なからず存在するため，結石がはっきりしない症例に対しては，MRCP（MR胆管膵管造影）または超音波内視鏡により胆管結石の有無を検索するようにします．時に胆管結石が自然排石されている場合があり，そのような場合にはERCP（内視鏡的逆行性胆管膵管造影）は不要です．

4 治療

急性胆管炎は診断・治療が遅れると致死的となることもある疾患であり，迅速な診断と治療が必須です．そのなかでも**抗菌薬投与と胆管ドレナージは治療の柱**となります．

抗菌薬投与は全例で行うべきですが，どの症例において迅速な胆管ドレナージが必要であるかを判断するためには，急性胆管炎の重症度判定が有用です．Tokyo Guideline 2018（TG18）では，**表1**のように急性胆管炎重症度判定基準を設けています．急性胆管炎を疑う症例に出くわしたら，**診断を進めると同時に重症度を判定する**ようにします．また，敗血症性ショックである場合には血液培養を行い，来院1時間以内に抗菌薬投与を開始するようにします．

> **!! Point & Pitfall**
>
> 重症度判定で中等症または重症と判断された場合には，胆管ドレナージが必要です．特に重症例では，臓器サポートと同時に緊急胆管ドレナージを行うようにします．もし自施設での対応が難しい場合には，早急に対応可能な医療機関へ搬送します．

表1 急性胆管炎重症度判定基準

重症急性胆管炎（Grade Ⅲ）

急性胆管炎のうち，以下のいずれかを伴う場合は「重症」である．
- 循環障害（ドーパミン≧5 μg/kg/min，もしくはノルアドレナリンの使用）
- 中枢神経障害（意識障害）
- 呼吸機能障害（PaO_2/FiO_2比＜300）
- 腎機能障害（乏尿，もしくは Cr＞2.0 mg/dL）
- 肝機能障害（PT-INR＞1.5）
- 血液凝固異常（血小板＜10万/mm^3）

中等症急性胆管炎（Grade Ⅱ）

初診時に，以下の5項目のうち2つ該当するものがある場合には「中等症」とする．
- WBC＞12,000，or＜4,000/mm^3
- 発熱（体温≧39℃）
- 年齢（75歳以上）
- 黄疸（総ビリルビン≧5 mg/dL）
- アルブミン（＜標準値×0.73 g/dL）

上記の項目に該当しないが，初期治療に反応しなかった急性胆管炎も「中等症」とする．

軽症急性胆管炎（Grade Ⅰ）

急性胆管炎のうち，「中等症」，「重症」の基準を満たさないものを「軽症」とする．

（文献1より転載）

Summary

- 急性胆管炎は，胆管の狭窄または閉塞により起こる細菌感染症であり，典型的な症状は右上腹部痛，発熱，黄疸である．身体所見では，発熱，黄疸，右上腹部痛がみられ，重症例では意識障害とショックが起こることがある

- 急性胆管炎の血液検査では，白血球増多，CRP上昇，胆道系酵素上昇，ビリルビン値上昇などの所見がみられる

- 急性胆管炎の治療では，抗菌薬投与と胆管ドレナージが重要であり，重症度に応じた迅速な対応が必要とされる．どのくらい急いで胆管ドレナージをすべきか判断するために，重症度判定を行う

文献

1) 高田忠敬 編．急性胆管炎・胆嚢炎診療ガイドライン2018．東京．医学図書出版，2018

第2章 救急・一般外来で遭遇するcommon diseaseの診かた

§1 腹部に関連する疾患

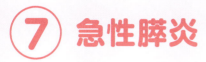

⓪ はじめに

　急性膵炎は膵臓の急性炎症で，しばしば周囲の組織，隣接臓器に炎症が波及します．また，**全身性炎症反応症候群（SIRS）**を惹起することがあります．

　急性膵炎の診断基準は，2008年に厚生労働省難治性膵疾患に関する調査研究班により**表1**のように定められています．

表1　急性膵炎の診断基準（厚生労働省難治性膵疾患に関する調査研究班2008年）

1. 上腹部に急性腹痛発作と圧痛がある．
2. 血中または尿中に膵酵素の上昇がある．
3. 超音波，CTまたはMRIで膵に急性膵炎に伴う異常所見がある．
上記3項目中2項目以上を満たし，ほかの膵疾患および急性腹症を除外したものを急性膵炎とする．ただし慢性膵炎の急性憎悪は急性膵炎に含める．

注）膵酵素は膵特異性の高いもの（膵アミラーゼ，リパーゼなど）を測定することが望ましい．
（文献1より引用）

① 原因

　急性膵炎の二大原因は**アルコールと胆石**です．急性膵炎を疑ったら，必ず**飲酒量**を確認しましょう．また，薬剤の副作用で急性膵炎が起きることがあります．**内服薬の確認**は必須です．

121

2 症状

　上腹部痛を訴える急性腹症の症例に遭遇したら，必ず急性膵炎を鑑別診断に入れるようにします．急性膵炎の痛みは通常，**強くて持続性（内臓痛）**です．痛みの程度が強いため，時にオピオイドを要することがあるくらいです．**心窩部〜左上腹部に痛み**を訴えることが多いですが，**時に右上腹部**に痛みを訴えることもあります．

　急性膵炎の痛みは**急性発症**ですが，なかでも胆石性膵炎の場合には10〜20分で痛みがピークに達します．アルコールや薬剤など，それ以外の原因の場合も胆石性膵炎と比較すると疼痛のはじまりがやや緩徐ではありますが，急性発症の範疇に入ります．

　なお，膵臓は後腹膜に存在するため，**背部痛**を訴えることが少なくありません．痛みは前傾姿勢で軽減し，背臥位で増悪します．また，**大多数に悪心・嘔吐**がみられます．

3 身体所見

　重症例では，**血圧低下，頻脈，頻呼吸，発熱，発汗，意識障害**がみられることがあります．

　腹部の診察では上腹部に圧痛がみられますが，圧痛は特に重症例で強くなります．時に筋性防御や腹膜刺激症状がみられますが，後腹膜臓器であるためにこれらの所見がはっきりしないことも少なくありません．そのほかに，急性膵炎はしばしばイレウスを合併するため，腹部膨隆や腸蠕動の低下を認めることがあります．

　また，**胸水貯留による呼吸音の低下**がみられることがあります．急性膵炎による胸水貯留は右より左側が多いです．疼痛のため，**左肺底部の無気肺，横隔膜挙上**をきたすことがあります．さらに，**胆石性膵炎では黄疸**を認めることがあるほか，胆石が原因でない場合にも，膵頭部の浮腫により胆汁うっ滞をきたして軽度の黄疸がみられることがあります．

急性膵炎の身体所見としてCullen徴候（臍周囲の皮膚着色斑），Grey-Turner徴候（側腹部の皮膚着色斑）が有名ですが，これらの出現頻度は3％程度と低いです．

> **MEMO** いずれの徴候も後腹膜出血または腹腔内出血でみられ，急性膵炎に特異的ではありません．さらに，急性膵炎でこれらの徴候が出現するのは発症後48〜72時間後であるため，初療の場での診断的意義は低いです．

Point & Pitfall

急性膵炎に特異的な身体所見はないので，病歴，身体所見から急性膵炎を疑い，検査所見を合わせて総合的に判断することが大切です．

4 検査

1）膵酵素測定

急性膵炎を疑った場合，まず行う検査に血中または尿中の膵酵素測定があります．通常は**血中アミラーゼ（±p型アミラーゼ）と血中リパーゼ**が測定され，そのなかでも膵疾患に特異的であるリパーゼの測定が推奨されます．血中リパーゼはアミラーゼと比較して，発症から上昇までの時間が短く，また正常化するまでの時間が長いという特徴があります．そのため，**発症から24時間以上経過して受診した症例では，リパーゼの測定が有用**です．

Point & Pitfall

なお，アルコール性膵炎では血中アミラーゼの上昇がそれほど顕著でない場合があります．また，脂質異常症に伴う急性膵炎でも血中アミラーゼは上昇しにくいことが知られています．このような場合にも血中リパーゼの測定が有用です．

気をつけなければいけないのは，アミラーゼ，リパーゼともに急性膵炎以外でも上昇がみられることです．たとえば腸閉塞，急性胆嚢炎，腸管虚血などでも膵酵素上昇がみられます．

!! Point & Pitfall

> ただし，通常は急性膵炎でみられるような正常上限の3倍を超える値までは上昇しません．ほかの所見と合わせて解釈することが大切です．加えて，膵酵素の値は必ずしも重症度を反映しません．治療のためには後述の厚生労働省急性膵炎重症度判定基準の項目を確認するようにしましょう．

2) そのほかの血液検査

膵酵素上昇以外にみられる検査所見としては，白血球増多，CRP上昇，血清Ca低下，血糖値上昇または低下，血液濃縮によるヘマトクリット，BUNの上昇があげられます．

3) 画像検査

画像検査では，急性膵炎と診断すること以外に，それ以外の疾患の有無の確認，病因の検索（特に胆石性膵炎の有無，膵がんの除外），重症度の判定などを行います．

● 腹部超音波検査

腹部超音波検査は，簡便でベッドサイドで行うことができ，くり返し施行することが可能な利点があります．超音波検査では**膵臓の腫大や周囲の液体貯留**を認めます．また，**胆石の有無**を評価することができます．ただし，急性膵炎によるイレウスがあると，腸管ガスにより胆管と膵臓の描出が十分にできないことがあります．

● CT

CTはより客観的な評価をすることができます．造影CTによる評価は，**急性膵炎が間質性浮腫性膵炎か壊死性膵炎か**を評価するために有用です．また，**総胆管結石や膵腫瘍の有無**を評価でき，腹部超音波検査のように腸管ガスの影響を受けないことも利点です．同時に重症度判定を行うことができます．

CTで認められる所見には，**膵腫大，膵周囲の脂肪織濃度上昇，膵周囲の液体貯留**などがあります．壊死性膵炎では**膵実質の造影不良**を認めます．

治療

1) 治療の概要

ひとくちに急性膵炎と言っても，軽症から重症まで幅が広く，対応が異なります．軽症の場合，保存的な入院加療により数日で軽快します．

一方，重症例では多臓器不全に陥る，あるいは感染症の合併を起こし致命的になることもあります．そのため，**急性膵炎の診断がついたら同時に重症度判定を行い，重症度に応じた適切な管理と治療を行う**必要があります．さらに成因の鑑別を行い，可能であれば原因の除去を行います．

わが国では，厚生労働省急性膵炎重症度判定基準が用いられます（**図1**）．重症度判定は診断から24時間以内，および24〜48時間でくり返して判定します．

MEMO くり返し判定する理由は，診断時に軽症と判断されても，その後に重症化する場合があるからです．

!! Point & Pitfall

集中治療を要するような重症例で自施設において対応ができない場合には，高次医療機関へ搬送します．転送のgolden timeは発症から48時間以内とされます．

A. 予後因子（予後因子は各1点とする）

1. Base Excess ≤ -3 mEq/L，またはショック（収縮期血圧 ≤ 80 mmHg）
2. $PaO_2 \leq 60$ mmHg（room air），または呼吸不全（人工呼吸管理が必要）
3. BUN ≥ 40 mg/dL（or Cr ≥ 2 mg/dL），または乏尿（輸液後も1日尿量が400 mL以下）
4. LDH $\geq$ 基準値上限の2倍
5. 血小板数 ≤ 10 万 $/mm^3$
6. 総 Ca ≤ 7.5 mg/dL
7. CRP ≥ 15 mg/dL
8. SIRS 診断基準※における陽性項目数 ≥ 3
9. 年齢 ≥ 70 歳

※ SIRS 診断基準項目：(1) 体温 > 38℃または< 36℃，(2) 脈拍 > 90 回/分，(3) 呼吸数 > 20 回/分または $PaCO_2 < 32$ torr，(4) 白血球数 $> 12,000/mm^3$ か $< 4,000$ mm^3 または10%幼若球出現

B. 造影CT Grade

1. 炎症の膵外進展度

前腎傍腔	0点
結腸間膜根部	1点
腎下極以遠	2点

2. 膵の造影不良域
   膵を便宜的に3つの区域（膵頭部，膵体部，膵尾部）に分け判定する．

各区域に限局している場合，または膵の周辺のみの場合	0点
2つの区域にかかる場合	1点
2つの区域全体を占める，またはそれ以上の場合	2点

1 + 2 合計スコア

1点以下	Grade1
2点	Grade2
3点以上	Grade3

重症の判定

①予後因子が3点以上，または②造影CT Grade2以上の場合は重症とする．

図1 急性膵炎の重症度判定基準（厚生労働省難治性膵疾患に関する調査研究班 2008年）
（文献2より引用）

2）治療の詳細

急性膵炎の検査および治療については，急性膵炎診療ガイドライン第5版[3]（https://www.suizou.org/APCGL2010/APCGL2021.pdf）に記載されているPancreatitis Bundles 2021に則って進めるため，まずはガイドラインをご参照ください．

治療の基本は輸液，鎮痛，栄養管理です．さらに胆石性膵炎のうち，**胆管炎合併例，胆道通過障害の遷延を疑う症例では早期のERCPとESTを検討**します．重症例では障害をきたした臓器のサポートを行います．

急性膵炎では血管透過性が亢進して，サードスペースへの血漿の漏出，血管内脱水があるため，初期には乳酸リンゲル液などによる大量輸液を行います．平均血圧65 mmHg以上，尿量＞0.5 mL/kg/時を保つように輸液を行います．

> **MEMO** 至適な輸液量は明確にされていませんが，最近発表されたランダム化比較試験では，積極的な輸液（20 mL/kgボーラス後に3 mL/kg/時）は，中等度の輸液（10 mL/kgボーラス後に1.5 mL/kg/時）と比較して重症膵炎の発生率や入院期間に差はありませんでしたが，過剰輸液の割合が高かったと報告されています[4]．

⚠️ Point & Pitfall

なお，高齢者，心不全患者さん，腎不全患者さんでは大量輸液により心不全，呼吸状態の悪化を招くため，過剰輸液に注意する必要があります．

鎮痛については，まず非オピオイドであるアセトアミノフェン，NSAIDs，ペンタゾシンなどを用います．これらが無効の場合にはオピオイドの使用を考慮します．

> **MEMO** 処方例
> - アセトアミノフェン（アセリオ®）1,000 mg 15分で点滴静注（用量は体重などを考慮し調節）
>   または
> - ペンタゾシン（ソセゴン®）15 mg皮下注または筋注．必要に応じて3～4時間ごとに反復注射
>   または
> - ブプレノルフィン（レペタン®）0.2～0.3 mg筋注．必要に応じて6～8時間ごとに反復注射
> ※疼痛が強い場合には，オピオイドの持続静注を考慮する

なお軽症急性膵炎では**予防的抗菌薬の使用は推奨されません**．重症急性膵炎においても予防的抗菌薬投与の有効性は証明されていませんが，もし用いる場合には数日間にとどめるべきです．

> **MEMO** わが国のガイドラインでは，軽症膵炎に対する抗菌薬の使用を推奨していません[3]．また，重症急性膵炎または壊死性膵炎については，「予防的抗菌薬の投与は，生命予後や感染性膵合併症発生に対する明らかな改善効果は証明されていない」というステートメントにとどまります．一方，アメリカ消化器病学会（AGA）のガイドラインでは，重症膵炎および壊死性膵炎に対する予防的抗菌薬投与を推奨していません[5]．

Summary

- 上腹部痛を訴える急性腹症では，急性膵炎を必ず鑑別診断に加えるようにする
- アルコールと胆石が急性膵炎の2大原因である
- 急性膵炎と診断したら重症度判定を行う．重症膵炎で自施設での対応が困難である場合には，早期に高次医療機関への搬送を検討する
- 初期には平均血圧65 mmHg以上，尿量＞0.5 mL/kg/時を保つように積極的に輸液を行うが，過剰輸液に注意する
- 軽症急性膵炎における予防的抗菌薬使用は推奨されない．重症急性膵炎における予防的抗菌薬投与の有効性は証明されておらず，使用する場合は最小限にとどめる
- 胆石性膵炎のうち，胆管炎合併例，胆道通過障害の遷延を疑う症例では早期のERCPとESTを検討する

文献

1) 武田和憲, 他：急性膵炎の診断基準・重症度判定基準最終改訂案. 厚生労働科学研究費補助金難治性疾患克服研究事業難治性膵疾患に関する調査研究班 平成17年度総括・分担研究報告書：27-34, 2006
2) 武田和憲, 他：急性膵炎重症度判定基準最終改訂案の検証. 厚生労働科学研究費補助金難治性疾患克服研究事業難治性膵疾患に関する調査研究班 平成19年度総括・分担研究報告書：29-33, 2008
3) 高田忠敬 編, 急性膵炎診療ガイドライン2021 第5版, 金原出版, 2021
4) de-Madaria E, et al：Aggressive or Moderate Fluid Resuscitation in Acute Pancreatitis. N Engl J Med, 387：989-1000, 2022（PMID：36103415）
5) Crockett SD, et al：American Gastroenterological Association Institute Guideline on Initial Management of Acute Pancreatitis. Gastroenterology, 154：1096-1101, 2018（PMID：29409760）

第2章 救急・一般外来で遭遇する common disease の診かた

§1 腹部に関連する疾患

⑧ 消化管穿孔

0 はじめに

　消化管穿孔は，ほとんどの場合に外科的な介入を要し，診断・治療が遅れると死亡率が高くなるため，**急性腹症の患者さんで必ず鑑別診断として考えるべき病態**です．一般に高齢者では下部消化管穿孔のほうが上部消化管穿孔より多いです．

1 原因

　消化管穿孔の原因には**表1**のものなどがあります．

表1　消化管穿孔の原因

- 消化性潰瘍〔第2章-§1-9 (p. 134) 参照〕
- 憩室炎〔第2章-§1-2 (p. 93) 参照〕
- 腸閉塞〔第2章-§1-3 (p. 97) 参照〕
- 悪性腫瘍
- 外傷
- 異物（爪楊枝，鶏肉の骨，魚の骨，ボタン電池，PTPシートなど）
- 血管炎
- 医原性（内視鏡，手術，薬剤など）
- 宿便潰瘍（高齢者，寝たきり患者さん）

など

2 症状

　消化管の，どの部位に穿孔を生じてどのような消化管内容物が腹腔内に流出するかで症状が変わってきます．

1）上部消化管穿孔の場合

　上部消化管は細菌が少なく，穿孔後は**化学的刺激による腹膜炎**（chemical peritonitis）をきたします．消化性潰瘍穿孔では，先行する腹痛や上腹部不快感を自覚していることが多いです．

　穿孔が起きると，**突然それまでとは違う強い上腹部痛（体性痛）**を自覚し，患者さんはしばしば強い上腹部痛がはじまった時間を覚えています．その後時間が経過すると，流出した消化液によって二次的な細菌感染を起こして細菌性腹膜炎に移行します．

2）下部消化管穿孔の場合

　一方，下部消化管の穿孔の場合，腸管内の細菌が多いために穿孔直後から細菌性腹膜炎をきたします．大腸穿孔では，大腸菌をはじめとするグラム陰性桿菌と*Bacteroides*を主とする嫌気性菌による腹膜炎を起こします．加えて，全身性炎症反応症候群（SIRS），播種性血管内凝固症候群（DIC），敗血症性ショック，多臓器不全を合併することが多いです．

　下部消化管穿孔も，上部消化管穿孔同様に**突然発症で，腹膜炎をきたした場合は鋭い持続痛（体性痛）**となります．しかし，間膜内に穿孔した場合や微小な穿孔の場合（憩室炎など）には，穿孔直後の疼痛は軽度で緩徐な経過をとる場合があります．

◆　◆　◆

　腹痛に先行して手術や内視鏡検査などを行っている場合には，医原性の穿孔を疑います．

> **!! Point & Pitfall**
>
> 患者さんがステロイドや免疫抑制をきたす薬剤を服用している場合には，消化管穿孔に対する生体の反応が減弱しているため，症状が出にくいことに注意が必要です〔第1章-§3-1（p. 59）参照〕．また，高齢者においても非典型的な症状で受診することが少なくないことも留意すべきです〔第2章-§3-2（p. 164）参照〕．

3 身体所見

　上部消化管穿孔の場合，上腹部は**板状硬**となります．これは強い酸性の胃液が腹腔内に漏れ出すことによります．

下部消化管穿孔の場合，上部消化管のように板状硬をきたすことはありませんが，**腹膜炎による反跳痛**を認めます．また，穿孔から時間が経過して膿瘍を形成すると，**触診で腫瘤を触知**します．
　なお，上部・下部問わず，腹膜刺激症状は穿孔により漏れた消化管内容物が腹腔内に広がるか，周辺臓器により拡がらずに限局するかにより異なります．後腹膜に広がれば**背部痛**を認めることがあります．
　腹膜炎から敗血症をきたした場合には，ショック，意識障害を認めることがあります．

検査

1) 血液検査

　腹膜炎を反映して白血球増多，CRP上昇を認めます．また，しばしばアミラーゼ上昇がみられます．ただし，消化管穿孔に特異的な血液検査はありません．

2) X線検査

　立位の胸部X線検査（CXR）で，**横隔膜下や肝下面にfree air**を認めれば消化管穿孔を疑います．

> **Point & Pitfall**
> 単純X線検査でfree airを認める感度は50〜70％と報告されており[1]，この所見がなくても消化管穿孔を除外できません．より最近の報告では，free airの発見率は89.2％と報告されていますが，胃・十二指腸病変で94.19％であるのに対して，大腸は40％にとどまり[2]，下部消化管穿孔は単純X線検査で発見しにくいことがわかります．

3) CT

　消化管穿孔を疑った場合に行う**画像検査の第一選択はCT**です．単純X線検査ではfree airの存在で穿孔がわかっても穿孔部位を特定することは困難ですが，CTでは**穿孔部位を同定**できます．また，**膿瘍形成など穿孔に伴う合併症の有無**を確認することもできます．

> **Point & Pitfall**
>
> 少数の症例ではfree airを認めないため，free airを認めなくても消化管穿孔を完全に除外できないことにも留意する必要があります．また，CTを読影する際には，腹部条件では空気と脂肪組織が区別できないため，肺野条件に変更して読影することが大切です．

5 治療

絶飲食として輸液を開始し，脱水があればそれを補正します．同時に**広域スペクトラムの抗菌薬の投与**をはじめます．特に敗血症性ショックをきたしている場合には血液培養を採取後に可及的速やかに抗菌薬を開始しなければなりません．上部消化管の穿孔で消化性潰瘍の存在が疑われる場合には，プロトンポンプ阻害薬（PPI）投与も行います．

これらと同時に消化器外科医にコンサルトをします．

MEMO 処方例

・ランソプラゾール（タケプロン®）30 mg＋生食20 mL，1日2回緩徐に静注

Summary

- 上部消化管穿孔では消化性潰瘍が主な原因であり，突然の上腹部痛や上腹部の板状硬が特徴である．下部消化管穿孔では細菌性腹膜炎が早期に発生し，腹膜炎による反跳痛や腫瘤を触知することがある．高齢者では下部消化管穿孔のほうが多い
- 敗血症を合併した場合にはショックや意識障害が起こることがある
- CTが穿孔部位の同定に有用である
- 絶飲食として輸液を開始し，脱水があれば補正する．血液培養採取後に広域スペクトラム抗菌薬を開始する．同時に消化器外科医にコンサルトする

文献

1) Furukawa A, et al：Gastrointestinal tract perforation: CT diagnosis of presence, site, and cause. Abdom Imaging, 30：524-534, 2005（PMID：16096870）
2) Bansal J, et al：Effectiveness of plain radiography in diagnosing hollow viscus perforation: study of 1,723 patients of perforation peritonitis. Emerg Radiol, 19：115-119, 2012（PMID：22143167）

第2章 救急・一般外来で遭遇するcommon diseaseの診かた

§1 腹部に関連する疾患

⑨ 消化性潰瘍・急性胃粘膜病変（AGML）

⓪ はじめに

　消化性潰瘍は，通常，胃または十二指腸の壁が胃酸とペプシンにより傷害を受け，粘膜筋板より深い組織欠損をきたす病態を指します．

　消化性潰瘍が原因で医療機関を受診する場合，**腹痛か吐下血が主訴**のことが多いです．消化性潰瘍の約7割は無症候性と報告されており[1]，そのような場合には貧血による症状で受診することもあります．本項では，主に急性の強い腹痛を訴える場合を想定して述べます．

① 原因

　ほとんどの消化性潰瘍は *Helicobacter pylori*（*HP*）**感染**と**NSAIDs**が原因です．

　いわゆる急性胃粘膜病変（AGML）では**NSAIDsをはじめとする薬剤**，***HP*感染，外傷や熱傷などのストレス**などが原因になることがあります．

② 症状

1）消化性潰瘍

　胃潰瘍，十二指腸潰瘍ともに**内臓痛である心窩部痛**が最も多い症状です．また，受診前から**黒色便，タール便**に気づいている場合もあります．

胃潰瘍の腹痛は食後に自覚することが多いです．一方，十二指腸潰瘍の場合には空腹時や夜間に腹痛が出現し，食後に改善することが多いです．

> **!! Point & Pitfall**
> 高齢者，NSAIDsによる潰瘍，糖尿病患者さんでは腹痛を自覚せず，出血などの合併症により潰瘍が診断されることが少なくありません．

無症候性の場合には消化性潰瘍が無治療のまま経過し，自然治癒するものもありますが，**出血，穿孔，狭窄などの合併症**で医療機関を受診する場合もあります．

急性腹症で救急外来を受診するような場合，穿孔による強い腹痛が原因のことがあります．この場合は，患者さんは先行する上腹部痛や上腹部不快感を自覚していることもありますが，突然発症の強い上腹部痛があり，医療機関を受診します〔第2章-§1-8（p. 130）参照〕．

2）急性胃粘膜病変（AGML）

AGMLは急性発症の胃炎，胃びらん，胃潰瘍（これらは多発する傾向にあります）により**上腹部痛，嘔気・嘔吐，時に吐下血**をきたす病態です．同様の粘膜病変を十二指腸に認めることもあります．AGMLの患者さんは，急性発症の強い上腹部痛を訴えて救急外来を受診することがあります．

3 身体所見

急性の消化管出血をきたしている場合には**頻脈，低血圧，起立性低血圧**，さらに重症の場合には**ショック**をきたします．また，穿孔から腹膜炎を起こしている場合には**発熱**を認めることがあります．

腹部診察では**心窩部に圧痛**を認めることが多いです．穿孔をきたしている場合には腹膜刺激症状を認め，多くの場合は板状硬をきたします．

胃出口狭窄をきたしている場合には，嘔吐，腹部膨満感が症状の主体で，身体診察では**胃振とう音**を聴取することがあります．

潰瘍出血がある場合には，直腸診で**タール便**を認めます．

4 検査

1）血液検査

　急性潰瘍では白血球増多を認めることがありますが，正常のこともあります．受診前より消化性潰瘍が存在して慢性的な出血をきたしていた場合には，小球性貧血を認めます．また，急性出血を伴う場合には正球性貧血を認めます．
　穿孔がある場合には白血球増多，CRP上昇など炎症所見を認めます．

2）CT

　腹部診察で潰瘍穿孔を疑う場合には，まずCTを撮影します．**穿孔症例では，内視鏡検査は原則禁忌**です．

> **!! Point & Pitfall**
>
> 場合によっては送気ガスに二酸化炭素を用いて最小限の送気で内視鏡検査を行うことがありますが，消化器外科医にコンサルトしたうえで判断してください．

3）内視鏡検査

　穿孔がなければ，診断確定のため上部消化管内視鏡検査（EGD）を行います．**潰瘍の状態**を観察でき，さらに生検により**悪性潰瘍の除外**もできます．

5 治療

　穿孔の場合には，緊急手術の適応です．手術が遅れると死亡率が上昇するため，迅速な対応が必要であり，**診断が確定したら，ただちに消化器外科医にコンサルト**します．
　それ以外はプロトンポンプ阻害薬（PPI）やカリウムイオン競合型アシッドブロッカー（P-CAB）による潰瘍の薬物療法，すぐに食事を摂取できない場合には輸液を行います．

> **MEMO** 処方例（経口が可能なとき）
> - ボノプラザン（タケキャブ®）1回20 mg，1日1回朝食後
>   または
> - エソメプラゾールカプセル1回20 mg，1日1回朝食前

> **MEMO** 処方例（内服できないとき）
> - ランソプラゾール（タケプロン®）30 mg＋生理食塩水20 mL，1日2回緩徐に静注

!! Point & Pitfall
NSAIDsが消化性潰瘍の原因の場合，薬剤の中止が可能であれば中止します．

Summary

- 胃潰瘍と十二指腸潰瘍の主な症状は心窩部痛だが，高齢者やNSAIDs使用者，糖尿病患者さんは症状を自覚しづらいことがあり，出血や穿孔などの合併症で認識されることがある
- 消化性潰瘍の穿孔では腹膜刺激症状を認め，多くの場合板状硬を認める．また，腹膜炎による発熱がみられる
- 消化性潰瘍穿孔を疑ったら，腹部CTを施行する．診断が確定したら，ただちに消化器外科医にコンサルトする

文献
1) Lu CL, et al：Silent peptic ulcer disease: frequency, factors leading to "silence," and implications regarding the pathogenesis of visceral symptoms. Gastrointest Endosc, 60：34-38, 2004（PMID：15229422）

第2章 救急・一般外来で遭遇するcommon diseaseの診かた

§1 腹部に関連する疾患

⑩ アニサキス

0 はじめに

アニサキス症は，アニサキス亜科に属する線虫の幼虫により腹痛などを発症する幼虫移行症です．

罹患部位は胃がほとんどで，次いで小腸，十二指腸とつづきます．感染する部位により，胃アニサキス症と腸アニサキス症に分けられます．また，症状の程度により**劇症型**と**緩和型**に分けられます．

1 原因

アニサキス幼虫（第三期幼虫）が寄生した魚介類をヒトが生食した場合に，幼虫が消化管壁に刺入して発症します．アニサキス幼虫は，サバ，アジ，サンマ，カツオ，イワシ，サケ，イカなどの**魚介類**に寄生します．

2 症状

1）劇症型の場合

アニサキス症の大半を占める胃アニサキス症では，**魚介類の生食後数時間して，激しい上腹部痛，悪心，嘔吐**で発症します[1]．これを劇症型胃アニサキス症とよびます．

腸アニサキス症の場合には，**魚介類の生食後数時間から数日後に，激しい腹痛，悪心，嘔吐**をきたします．時に腸閉塞や腸重積をきたします．

2) 緩和型の場合

症状がほとんどなく，偶然健診などの内視鏡検査で胃にアニサキスが発見されることもあります（緩和型胃アニサキス症）．同様に腸アニサキス症の一部には，ほとんど症状がない緩和型腸アニサキス症があります．

3) その他（アニサキスアレルギー）

魚介類の生食後に蕁麻疹を主症状とするアニサキスアレルギーもあります．まれにアナフィラキシーをきたすことがあります．

3 身体所見

胃アニサキス症では，**心窩部の触診で圧痛**を認めることがあります．
腸アニサキス症では，**しばしば腹膜刺激症状**を認めることがあります．

4 検査

1) 血液検査

血液検査では白血球増多，CRP上昇といった炎症反応を認めることがありますが，異常を認めないこともあります．また，必ずしも好酸球増多，IgE高値を認めるとは限りません．

2) 内視鏡検査

発症前に海水魚の生食の病歴があれば，本症を疑い上部消化管内視鏡検査（EGD）を施行します．胃アニサキス症では，**胃粘膜に刺入した虫体とその周囲の粘膜の浮腫，発赤，びらん**などを認めます．

> **Point & Pitfall**
> 時に複数の虫体を認めることがあるため，胃内をくまなく観察することが大切です．

3) CT

　腸アニサキス症の場合，虫体を直接確認することは困難です．強い腹痛を訴えることが多く，CTを施行する場合が多いですが，CTでは**腸閉塞，限局性の小腸壁の肥厚，時に腹水**を認めます．

> **!! Point & Pitfall**
>
> 通常は虫体の確認をできないため，病歴と画像所見を合わせて腸アニサキス症と診断します．

5 治療

　胃アニサキス症では，内視鏡による虫体の摘出が治療になります．虫体の除去により腹痛はすみやかに改善します．虫体除去後も症状が持続する場合には，胃アニサキスの残存や腸アニサキス症を疑います．

　虫体を駆除する薬はないため，**胃アニサキス症において何らかの理由でEGDができない場合や腸アニサキス症では，保存的な治療**で虫体が死滅するのを待ちます．

Summary

- 海水魚の生食数時間後に強い上腹部痛，悪心・嘔吐を訴える場合には胃アニサキス症を疑う．治療は内視鏡による虫体の摘出である
- 腸アニサキス症の場合には，魚介類の生食後数時間から数日後に，激しい腹痛，悪心，嘔吐をきたす．時に腸閉塞や腸重積をきたすが，虫体を直接確認することは難しく，病歴および画像所見から診断をする．治療は保存的な治療である

文献

1) 国立感染研究所HP：アニサキス症とは
https://www.niid.go.jp/niid/ja/kansennohanashi/314-anisakis-intro.html（2024年12月閲覧）

第2章 救急・一般外来で遭遇する common disease の診かた

§1 腹部に関連する疾患

⑪ 腸間膜虚血

⓪ はじめに

　急性腸間膜虚血による急性腹症の頻度は高くありませんが，死亡率が高く，また早期に診断することが難しい疾患です．予後は腸管が梗塞に陥る前に診断できるかどうかに左右されるため，**常に疑いの閾値を低くして臨む**ことが大切です．

　腸間膜虚血は英語の mesenteric ischemia を直訳した用語ですが，病態としては小腸への血流が途絶える，もしくは低下することにより生じる小腸の虚血を指します．

① 原因と分類

　腹部臓器を支配する主たる動脈には，腹腔動脈，上腸間膜動脈（SMA），下腸間膜動脈の3本があります．

- 腹腔動脈は主に胃，近位十二指腸，肝臓，胆囊，膵臓，脾臓へ灌流
- SMAは遠位十二指腸，空腸，回腸，脾彎曲部までの結腸へ灌流
- 下腸間膜動脈は下行結腸，S状結腸，直腸へ灌流

　胃，十二指腸，および直腸は側副血管が豊富であるため，虚血はまれであり，急性腸間膜虚血症の**原因となる血管は主にSMA**です．

> **!! Point & Pitfall**
>
> まれな病態に腹腔動脈解離があります．これは大動脈解離に合併する場合に加えて，単独の解離もあります．

急性腸間膜虚血の原因は，**表1**の4つに分類されます．

下記のなかで**最も多いのは動脈塞栓症で半数**を占めます．動脈血栓症は15～25％，静脈血栓症5％，NOMIは20～30％です．

表1 急性腸間膜虚血の原因と分類

①動脈塞栓症	左心房，左心室，心臓弁，近位大動脈からの血栓の剥離が多く，なかでも心房細動に伴う血栓症が原因として多い．
②動脈血栓症	通常，アテローム性動脈硬化症による慢性腸虚血の病歴をもつ患者さんに起き，腹部アンギーナの病歴が先行することが多い．
③静脈血栓症	凝固亢進状態，悪性腫瘍，以前の腹部手術などの病歴をもつことが多い．
④非閉塞性虚血（NOMI）	支配領域の低灌流と血管攣縮が起きて腸管に虚血をもたらす．低血圧，心不全，血液量減少などに惹起されて起きる．

2 症状

1）動脈塞栓症の場合

最も多い動脈塞栓症では，**突然発症する臍周囲の強い腹痛（内臓痛）**を訴え，**多くは悪心・嘔吐**を伴います．そのほかに下痢を認めることがあります．その後痛みはいったん軽減します．

> **MEMO** これは虚血がよくなったからではなく，むしろ腸管虚血が進行して壊死に至り疼痛を感じなくなるからです．

詰まった血管の支配領域の腸管は緊張を失い拡張し，腹部膨隆が目立つようになります．その後細菌性腹膜炎および敗血症へと進行し，意識障害を伴うようになります．

2) 動脈血栓症の場合

動脈血栓症では，**病歴として腹部アンギーナを認めることが多く，食後の上腹部〜臍部の疼痛（内臓痛），恐食症，体重減少**が先行する場合があります．このような患者さんに突然発症の腹痛を認めたら，動脈血栓症を疑います．

3) 静脈血栓症の場合

静脈血栓症の腹痛は，**動脈塞栓症・血栓症と比較すると緩徐なはじまり**です．

4) NOMIの場合

NOMIの腹痛は典型的な急性腸間膜虚血と異なり，**突然発症でない場合や，腹痛を訴えない場合もあります**．20〜30％の患者さんで腹痛の訴えがないと報告されています[1]．また，低血圧，心不全，不整脈などの症状が前面に出る場合があります．

病状が進行すると，ほかの急性腸間膜虚血と同様に**臍部を中心とした持続性腹痛**（内臓痛ですが，病状が進行し腹膜刺激症状を認めるようになると体性痛となります），**下部消化管出血，鼓腸，腹膜刺激症状**を認めるようになります．

3 身体診察

急性腸間膜虚血の特徴は，**身体所見はほとんど正常なのに強い腹痛を訴えること**です．これは腸管が壊死に陥る前の早期の段階のことです．この段階では，腹部に圧痛はないか軽度で，腸蠕動の低下もありません．

しかし，虚血が進行して腸管壊死に進展すると腹部は膨隆して腸蠕動音は消失し，腹膜刺激症状を認めるようになります．さらに，ショックや敗血症の徴候が出現し，患者さんは代謝性アシドーシスをきたし，それを代償するために頻呼吸となります．

早期には腹部所見に乏しく，またその後腹痛が一時的に軽快するため，「急性胃炎」などの病名で救急外来から帰宅させられることも珍しくありません．

> **Point & Pitfall**
>
> 強い腹痛を訴えるのに腹部所見に乏しい場合で，特に不整脈がある，あるいは動脈硬化のリスクが高い患者さんでは，まず急性腸間膜虚血を疑うことが非常に大切です．

4 検査

1) 血液検査

急性腸間膜虚血に特異的な血液検査はありません．白血球増多や血液濃縮を示唆するヘマトクリット上昇，血清アミラーゼ高値，代謝性アシドーシス，乳酸値上昇を認めることがあります．

> **Point & Pitfall**
> ただし，初期の急性腸間膜虚血症では血液検査結果が正常のこともあり，血液検査で異常がないからといって，同疾患を除外することはできません．

2) CT

血液検査で除外できないため，**同疾患を疑う場合には迷わずに画像検査を行う**ことが重要です．行うべき画像検査は**造影CT検査**です（腸間膜虚血に限らず，急性腹症の評価でCTを行うのであれば，禁忌がない限り造影CTを行うべきです）．

CT所見として，動脈塞栓症がある場合には単純CTで高吸収の**血栓像**を認め，造影CTでは病変部位の**造影欠損**を認めます．支配領域の腸管壁は肥厚し，壊死に陥ると単純CTで腸管壁が高吸収を示し，腸管壁内のガス（腸管気腫症）や門脈ガスを認めるようになります．

> **Point & Pitfall**
> ただし，腸管気腫症や門脈ガスは腸管壊死以外でもみられることがあるので解釈に注意を要します．

また，病状の進行に伴い腸蠕動が低下しイレウス像を認めます．正常の場合SMA径は上腸間膜静脈（SMV）径より小さいですが，**SMA閉塞をきたすとSMV径はSMA径より小さくなります**（smaller SMV sign）．

NOMIの場合，腸管壊死が起きていれば腸管気腫症や門脈ガスを認めることがあります．これらの所見に加えて，NOMIに特徴的な血管の変化をCTで診断可能であるという報告がありますが[2, 3]，実際の診療現場で，CTで診断するのは必ずしも容易ではありません．

> **!! Point & Pitfall**
>
> 心不全患者さんや透析患者さんで全身状態が悪い患者さんが腹痛を訴えている場合には，NOMI の可能性を考えることが大切です．

5 治療

　患者さんがショック状態にあれば，**積極的な輸液を行い血行動態の安定化**に努めます．加えて，**電解質異常の補正，疼痛のコントロール**を行います．また，**活動性出血がない限り抗凝固療法**を行います．

> **!! Point & Pitfall**
>
> 血管収縮作用のある薬剤やジギタリスの投与は病状を悪化するため，可能な限り投与を避けるようにします．

　腸管壊死や腹膜炎の所見がある場合には，腸管切除術の適応となりますので**消化器外科医にコンサルト**します．あわせて塞栓除去術や血行再建術を行うことがあります．発症から早期の動脈塞栓症の場合には血管造影下に血栓溶解療法を行うことがあります．また，血管拡張薬を投与することがあります．

Summary

- 急性腸間膜虚血は死亡率の高い疾患であり，腸梗塞を起こす前の早期に診断することが重要
- 初期には強い腹痛の訴えがあるにもかかわらず，身体所見に乏しいことが特徴．心房細動や動脈硬化のリスクがある患者さんでは，腹部所見が乏しくても急性腸間膜虚血を疑い造影 CT を行うことが大切

文献

1) 鈴木修司，他：非閉塞性腸管虚血 (non-occlusive mesenteric ischemia : NOMI) の診断と治療．日本腹部救急医学会雑誌，35：177-185，2015
2) Nakamura Y, et al：Non-occlusive mesenteric ischemia (NOMI)：utility of measuring the diameters of the superior mesenteric artery and superior mesenteric vein at multidetector CT. Jpn J Radiol：s11604-013-0245-1, 2013 (PMID：24022230)
3) Pérez-García C, et al：Non-occlusive mesenteric ischaemia：CT findings, clinical outcomes and assessment of the diameter of the superior mesenteric artery. Br J Radiol, 91：20170492, 2018 (PMID：28972809)

第2章 救急・一般外来で遭遇するcommon diseaseの診かた

§1 腹部に関連する疾患

⑫ 腎梗塞

⓪ はじめに

　腎梗塞はまれな疾患ですが，腹痛，側腹部痛の鑑別にあがる疾患です．腎梗塞は発症機序により**血栓塞栓症**と**血栓症**に分けられます．心原性腎梗塞の患者さんでは，それ以外の群と比較して併存疾患に高血圧症，糖尿病，心血管系疾患，心臓弁膜症，心房細動をもつ頻度が高いです．

① 原因

　血栓塞栓症は**心臓もしくは大動脈に由来する血栓による梗塞が主たるもの**です．心房細動，心筋梗塞後，細菌性心内膜炎の疣贅などに起因します．血栓症による梗塞は凝固能亢進状態によるものが多く，ほかに外傷，腎動脈解離などが原因となります．

　原因全体で見た場合，心原性腎梗塞はほかの原因と比較して高齢者に多く，つづいて凝固能亢進状態による腎梗塞が続きます．心原性が圧倒的に多く，そのなかでも心房細動が原因として多いです[1]．

② 症状

　多くの場合，**急性発症**で**持続性の腹痛**を主訴に来院します．しばしば，**悪心，嘔吐，時に発熱**を伴います．肉眼的血尿，尿量の減少を認めることがあります．腹痛の多くは片側性（側腹部痛）ですが，両側のこともあります．

血栓塞栓症が原因の場合，他臓器の血栓塞栓症による症状が存在する場合があります．また，合併症として急性腎障害を起こすと，それによる**食欲不振，悪心，嘔吐**などの症状が出現することがあります．発症後しばらくしてから，腎血管性高血圧やCKDを合併することがあります．

3 身体所見

身体診察で腎梗塞に特異的な所見はありませんが，レニン放出によると考えられる急性発症の高血圧がみられることがあります．また，**他臓器の血栓塞栓症がある場合，その臓器に由来する身体所見がみられる**ことがあります．

4 検査

1) 尿検査

尿検査では，血尿，蛋白尿を認めることがあります．

2) 血液検査

血液検査では，**LDH上昇**を認めることが多いです．多くは正常上限の2～4倍の上昇で，**アミノトランスフェラーゼ上昇を伴わない場合**には，腎梗塞が疑われます．

両側の梗塞または片側の大きな梗塞では腎機能低下を認めます．

3) CT

側腹部痛で受診した患者さんの場合，腎梗塞と比較して尿管結石の頻度が圧倒的に多いのでまず単純CTで評価することになりますが，心房細動や凝固能亢進状態をきたす併存疾患をもつ患者さんで，腎梗塞の疑いが高い場合には造影CTの撮影を行います．**造影CTで楔状の造影されない領域があれば腎梗塞と診断**できます．

> **!! Point & Pitfall**
>
> まず，単純CTで尿管結石を除外し，その後造影CTを行うのが現実的でしょう．ただし，たとえ尿管結石を認めても，臨床経過から腎梗塞が強く疑われる場合には，造影CTを行うべきです．鑑別すべき主な疾患は尿管結石と腎盂腎炎ですが，疼痛部位によっては胆嚢炎や急性腸間膜虚血も鑑別疾患にあがります．

5 治療

　発症からの時間が短く，梗塞の範囲が広範囲におよび腎機能の有意な低下を認めるときには血栓溶解療法，抗凝固療法，外科的またはカテーテルによる塞栓除去術などが適応となる場合があります．**診断がつきしだい専門医（泌尿器科など）にコンサルト**します．

　心房細動の有無に関しては全員に評価が必要です．**凝固能亢進状態をきたす疾患（悪性腫瘍など）の有無**についても評価が必要です．

Summary

- 急性発症の持続性する側腹部痛の原因の1つに腎梗塞がある．このような症状のある患者さんで，尿管結石と腎盂腎炎が否定的であれば，腎梗塞の可能性を考えて造影CTを撮影するべきである
- 急性発症の側腹部痛の患者さんで，アミノトランスフェラーゼの上昇を伴わないLDH上昇を認めたら腎梗塞を疑う
- 腎梗塞を診断したら，心房細動と凝固能亢進状態の有無を必ず調べるようにする

文献

1) Oh YK, et al：Clinical Characteristics and Outcomes of Renal Infarction. Am J Kidney Dis, 67：243-250, 2016（PMID：26545635）

第2章 救急・一般外来で遭遇するcommon diseaseの診かた

§2 腹部以外の疾患

① 糖尿病性ケトアシドーシス（DKA）

⓪ はじめに

　腹痛の原因は腹腔内臓器の疾患だけではありません．急性心筋梗塞（AMI），肺炎など胸部の臓器由来の場合に加えて〔第2章-§2-2（p. 154）参照〕，代謝・内分泌疾患に伴うものがあります．その代表例が糖尿病性ケトアシドーシス（DKA）です．

　それ以外に腹痛の原因となる代謝・内分泌疾患あるいは全身性疾患には，尿毒症，脂質異常症，副甲状腺機能亢進症，急性副腎不全，急性ポルフィリン症，家族性地中海熱，血管性浮腫（後天性C1インヒビター欠損症）などがあります．本項では，DKAについて解説します．

‼ Point & Pitfall

> 時に，これらの疾患による腹痛が外科的疾患と間違えられて開腹術となることもあります．血液検査で比較的容易に診断できるものもありますが，診断には特殊な検査を要する疾患もあります．後者については，診断が確定していない急性腹症の症例で代謝・内分泌疾患の可能性を疑うことが大切です．

① 誘因

　DKAは主に1型糖尿病患者さんに起こり，**高血糖とケトアシドーシス**がみられます．ただし，**SGLT2阻害薬服用中**では，**血糖値は正常もしくは正常に近い状態でケトアシドーシスをきたす**ことに注意が必要です．

149

DKAは多くの場合誘因があります．頻度の多いものは感染症で，なかでも多いのが**肺炎と尿路感染症**です．感染症以外の急性疾患でDKAの誘因となるものには，**急性心筋梗塞，脳卒中，急性膵炎**などがあります．また，DKAの誘因となる薬剤には，糖質ステロイド，高用量のサイアザイド系利尿薬，クロザピン，オランザピン，SGLT2阻害薬，交感神経刺激薬（ドブタミンなど）があります．

> **Point & Pitfall**
>
> 1型糖尿病患者さんが不適切なインスリン治療を行った場合やアドヒランス不良の場合にもDKAを引き起こすことがあります．また，1型糖尿病の初発症状がDKAであることがあります．最近では免疫チェックポイント阻害薬による治療により1型糖尿病を発症し，DKAをきたすことがあります．

2 症状

　高血糖による**多飲多尿，体重減少**に加えて，**悪心・嘔吐，腹痛**などを訴えます．腹痛は成人よりも小児に多いですが，成人でもみられ，代謝性アシドーシスの重症度と相関するとされます．一方で，高血糖をきたすもう1つの糖尿病の合併症である高浸透圧高血糖症候群（HHS）では腹痛はあまりみられません．SGLT2阻害薬によるDKAでは血糖値はそれほど高値にならないため，多飲多尿も顕著ではありません．

　DKAで腹痛を生じる機序は高血糖による**胃排泄能の低下，イレウス**などが考えられていますが，**腹腔内の感染がDKAを引き起こす原因**になっていることもあります．たとえば，急性虫垂炎から腹膜炎を併発して腹痛を訴えている患者さんが，同時にDKAを併発したような場合です．

> **Point & Pitfall**
>
> したがって，急性腹症からDKAを想起することは非常に大切ですが，DKAをみたら誘因は何なのかを考えることも，とても重要になります．

3 身体所見

通常，高血糖による脱水があるため，口腔粘膜や腋窩の乾燥，頻脈，血圧低下を認めます．また，呼気は**アセトン臭（マニキュアの除光液の臭い）**を呈します．代謝性アシドーシスを呼吸で代償するため，呼吸は速く深い呼吸となります（**Kussmaul 呼吸**）．

また，感染症が DKA の誘因となっているときには発熱を認めることがあります．

4 検査

血液検査で高血糖（**通常 350〜500 mg/dL 程度**），アシデミア，アニオンギャップ開大性代謝性アシドーシス，ケトーシスを認めます．急性膵炎がなくても，時にアミラーゼ，リパーゼの上昇を認めることがあります．

先にも触れたように，SGLT2 阻害薬による DKA では血糖値が正常のことがあります．それ以外に経口摂取が不良だった場合や妊婦などでも血糖値は正常，もしくはほぼ正常で DKA をきたすことがあります．

Point & Pitfall

> DKA の治療で電解質の補正は重要になりますが，高血糖があると見かけの Na 値は低くなります．そのため，Na 値は補正値を用います．

- 補正 Na 値＝測定 Na 値 ＋ 1.6 ×［（血糖値 − 100）/ 100］

5 治療

DKA の治療は頻回の採血を含めたモニタリングが必要となるため，**軽症例を除いて集中治療室またはそれに準じた対応が可能な部門での治療が必須**です．

治療としては，**脱水と電解質異常の補正，代謝性アシドーシスの補正，高血糖の治療**を行います．DKAはインスリンの絶対的不足が原因であるため，一部の場合を除いてインスリン補充を行います．また，DKAを惹起した原因（肺炎，尿路感染症，急性心筋梗塞，急性膵炎，SGLT2阻害薬などの薬剤など）がある場合には，可能な限りその原因の除去または治療を行います．

> **MEMO**　治療の詳細は成書にゆずりますが，補液は生理食塩水を1L/時で開始します．補液は脱水の補正と高浸透圧の是正が目的です．その後は血行動態と尿量，電解質の値で輸液の種類と投与速度を変えます．血糖値＜200 mg/dL になったら，輸液に5％ブドウ糖を加えるようにします．

　血清カリウム＜3.3 mEq/Lではカリウムの補正と補液を優先しますが，**それ以外ではインスリンの投与**を行います．最初にレギュラーインスリンを0.1単位/kgをボーラス静注で投与し，つづいて生理食塩水に混注して0.1単位/kg/時で持続静注します．最初は1時間ごとに血糖値をチェックします．

　血糖値が200 mg/dLとなったら，輸液に5％ブドウ糖を加えると同時にインスリン投与量を0.02〜0.05単位/kg/時に減らし，血糖値は150〜200 mg/dLを維持するようにします．

!! Point & Pitfall

> DKAの患者さんでは，アシデミアのため細胞内カリウムが細胞外に移動して血清カリウム値は正常もしくは高値を示すことが多いですが，実際はほぼ全例でカリウム欠乏の状態にあり，前述したように血清カリウム＜3.3 mEq/Lではカリウムの補充を優先します．
> 3.3〜5 mEq/Lでは1 Lの輸液に対して20〜30 mEqのカリウムを補充するようにします．5 mEq/Lを上回る場合には補充はしませんが，2時間おきに電解質を確認するようにします．血清カリウムの値は4〜5 mEq/Lを目標とします．

　高血糖，アニオンギャップ，HCO_3^-値，血液pHの値が改善し，**患者さんの経口摂取が可能になったらインスリンを皮下注**に切り替えます．皮下注に切り替えた後も，2〜4時間はインスリン静注を継続するようにします．

Summary

- DKAでみられる腹痛は，代謝性アシドーシスの重症度と相関する．急性膵炎や腹腔内感染症がDKAを惹起していて，これらが腹痛の原因であることもあるため，DKAの診断と同時に，その誘因を検索することが非常に重要である
- DKAの誘因としては感染症が多く，なかでも肺炎と尿路感染症が多い
- SGLT2阻害薬が誘因のDKAでは，血糖値は正常もしくは軽度高値である
- 治療は脱水と電解質異常の補正，代謝性アシドーシスの補正，高血糖の治療が主体となる

第2章 救急・一般外来で遭遇する common disease の診かた

§2 腹部以外の疾患

② 急性冠症候群（ACS）とそのほかの胸部由来の腹痛

0 はじめに

　腹痛の原因は腹部臓器だけではありません．胸部疾患はしばしば上腹部痛の原因となります．そのなかでも**致死的な転帰をもたらす可能性のある急性冠症候群（ACS）は，常に上腹部痛の鑑別疾患に含めるべき**です．

　上腹部痛を訴えて受診した患者さんに，CTと上部消化管内視鏡検査（EGD）をしたが何もなく，あとから急性心筋梗塞（AMI）とわかった，なんてことが起きたら目も当てられません．

> **!! Point & Pitfall**
> ACSのなかで，特にST上昇型心筋梗塞（STEMI）は，発症から再灌流療法までの時間が勝負であるため，早い段階で疾患を疑うことが大切です．

1 症状

　ACSの症状は責任病変の部位と狭窄度合に左右されますが，典型的なACSの症状は突然発症の，**胸骨裏の圧迫されるような，締めつけられるような，あるいは胸の上に重いものが乗っているような**痛みと形容されます．さらに，**下顎，左肩，左上腕へ放散する痛み，冷汗，悪心・嘔吐，呼吸困難，脱力**などの症状を伴います．

このような典型的な症状があればまず心筋梗塞を疑いますが，心窩部痛や心窩部不快感，悪心・嘔吐など消化器症状を訴えて受診する場合には，上腹部臓器由来の症状との鑑別を要します．特に心血管リスクのある患者さんが上腹部症状を訴えて受診したら，**受診から10分以内に**簡単な**病歴聴取，身体診察，心電図，心筋バイオマーカー提出**をすませましょう．

!! Point & Pitfall

女性，糖尿病患者さん，高齢者では，典型的な症状が存在しない場合があります．そのため，このような患者群では胸痛を訴えていなくても要注意です．特に下壁梗塞では，上腹部痛，悪心，嘔吐などの消化器症状をきたしやすいです．

アメリカでの研究では，AMIと診断された患者さんの3分の1が，病院を受診した時点で胸痛がなかったと報告されています[1]．胸痛のないAMIの患者さんでみられる症状としては多くの場合，呼吸困難のみ，衰弱，吐き気かつ/または嘔吐，心窩部の痛みまたは不快感，動悸，失神，または心停止などの症状を示します．

MEMO これらの患者さんは，病院受診までの時間が胸痛をもつ患者さんより長く，入院時にAMIと診断される割合が低く，適切な治療を受ける割合が低く，院内死亡率が高かった（23.3% vs. 9.3%）と報告されています[1]．

!! Point & Pitfall

上腹部痛や上腹部不快感を訴える患者さんでも，まずACSを想起できれば心電図をとるはずです．診断の遅れを招かぬように最初の段階でACSを想起する習慣をもつことが非常に大切です．

2 身体所見

合併症のない場合，バイタルサインは正常のことが多いですが，不安感が強い場合や興奮状態にある場合には，一過性の血圧上昇がみられることがあります．

下壁梗塞では，徐脈など副交感神経過緊張を示唆する所見がみられ，**前壁梗塞では頻脈など交感神経過緊張を示す所見**がみられる傾向にあります．また，心原性ショックに陥っていると低血圧に加えて，末梢の皮膚は冷たく湿潤となります．

　心臓の聴診では**Ⅲ音またはⅣ音**，あるいは**新たな心雑音**を聴取することがあります．また，**肺うっ血**をきたしていると**両肺野で湿性ラ音**を聴取します．

検査

1）心電図

　女性，糖尿病患者さん，高齢者，あるいは喫煙，脂質異常症など，何らかの冠危険因子をもつ患者さんが臍より上の腹痛を訴えていたら，**ただちに12誘導心電図**を記録するようにします．ACSを疑って心電図をとっていれば，診断にたどり着く，あるいはACSを疑ってさらに追加の検査を行うことになる可能性が高くなります．

　心電図所見に基づき，**STEMIであるか，非ST上昇型急性冠症候群（NSTE-ACS）かに分類**し，それにより治療方針を決定します．

2）血液検査

　血液検査では，心筋バイオマーカーの1つである**心筋トロポニン**を測定します．高感度測定が推奨されます．

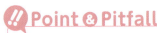

> ただし，STEMIではその結果を待たずに再灌流療法の適応を検討すべきです．

治療

　ACSであれば，**循環器専門医にコンサルト**します．特にSTEMIは再灌流療法の適応であり，いかに迅速に再灌流を行うかが鍵となるため，早期の診断と専門医へのコンサルトが重要です．**心電図でSTEMIが疑われたら，心筋トロポニンの結果が出る前でも循環器専門医にコンサルト**しましょう．

NSTE-ACSの場合は，臨床像，心電図所見，心筋バイオマーカーなどに基づいたリスク評価を行い，それにより治療方針を決定することになります．このあたりの判断は，循環器専門医の判断に委ねるのがよいでしょう．

　ACSの初期対応として，**酸素飽和度（SpO$_2$）90%未満または心不全徴候のある患者さんには酸素投与を開始**します．同時に**抗血小板薬，硝酸薬**を投与します．硝酸薬投与にもかかわらず胸痛が持続する場合には，モルヒネなど鎮痛薬を投与します．

> **⚠️ Point & Pitfall**
>
> ACSの診断がつけば対処法は決まってきます．一番大切なことは，上腹部痛を訴える患者さんの初療の段階でACSを見逃さないようにすることです．

5 ACS以外の胸部由来の腹痛

　ACS以外の胸部由来の急性腹症として考えるべき疾患は，**肺塞栓症，気胸，肺炎（特に下葉），心筋炎，心外膜炎，食道破裂，大動脈解離**などがあります．これら疾患について概説します．

1）肺炎

　典型的な症状は咳嗽，喀痰，発熱，呼吸困難ですが，消化器関連の症状を呈して受診する場合があります．具体的には，**悪心・嘔吐，下痢，体重減少，食欲低下，腹痛**などです．

　上腹部痛は下葉の肺炎から波及した胸膜炎に由来することがあります．胸膜炎を合併する場合，**吸気や咳嗽による痛みの増悪，鋭い痛み**などの特徴があります．

2）肺塞栓症

　肺塞栓の患者さんが上腹部痛を訴えることがありますが，上腹部痛単独ということはまずありません．**急性呼吸困難，胸痛**などを伴い，**梗塞範囲が広範な場合には頻脈，低血圧，不整脈，失神**をきたします．

3）気胸

典型的な症状は呼吸困難，胸膜性胸痛です．肺炎や肺塞栓症と同様に，**肺下葉の胸膜性胸痛を上腹部痛として自覚**することがあります．

4）心筋炎・心外膜炎

感染性，特にウイルス感染によるものが多いです．非感染性のものでは膠原病，薬剤，放射線照射などが病因になります．**息切れ，動悸，倦怠感，発熱，胸痛**などを訴えますが，心不全や不整脈でみられる自覚症状と似ていて症状のみで鑑別することは難しい場合があります．

また，前駆症状として発熱，悪寒，全身倦怠感，筋肉痛，咽頭痛，咳嗽などの感冒様症状や，悪心・嘔吐，心窩部痛，下痢などの消化器症状がみられることがあります．

> **!! Point & Pitfall**
> この場合，誤って消化器疾患と認識してしまう恐れがあります．診断のためには，心筋逸脱酵素の測定，心電図の確認を行います．

5）食道破裂

内視鏡手技などに起因する**医原性食道破裂**以外に，**特発性食道破裂（Boerhaave症候群）**があります．特発性食道破裂は，嘔吐やレッチング（空吐き）などに関連して急激な食道内圧の上昇を生じることが関連するとされます．破裂が起こりやすいのは下部食道左側です．

食道破裂の症状は，食道のどの部分が破裂するかと，破裂が発生してからの経過時間に影響を受けます．症状には**胸痛，腹痛，嚥下痛，呼吸困難，発熱，嘔吐，吐血，ショック**などがあります．また，身体診察では**皮下気腫，頻呼吸，頻脈，チアノーゼ，低血圧**を示し，敗血症を発症していることもあります．

腹部食道の破裂では**肩への放散痛を伴う心窩部痛**を訴えることが多く，腹腔内臓器由来の急性腹症との鑑別を要します．

> **Point & Pitfall**
> 診断のためには水溶性造影剤を用いた食道造影，またはCTを行います．治療は絶飲食のうえ，輸液，抗菌薬投与を行い，内視鏡的食道ステント留置または外科的修復を行いますが，診断が遅れる傾向にあり，死亡率の高い疾患です．

6) 大動脈解離

大動脈解離の特徴的な症状は，**突然発症する前胸部または背部の引き裂かれるような痛み**です．解離の範囲により，**失神，脳卒中，心筋梗塞，心不全を併発**することがあります．腹腔内の血管に損傷が及ぶと急性腸間膜虚血や腎梗塞などを引き起こします〔第2章-§1-11, 12（p. 141, 146）参照〕．

> **Point & Pitfall**
> 画像診断は一般に造影CTが第一選択となります．

Summary

- 急性腹症をきたす疾患のなかには，胸部由来のものがあることを忘れないようにする．そのなかでも，致死的となりうる疾患にACS，肺塞栓症，食道破裂，大動脈解離がある
- ACSは診断が遅れると致命的になる可能性があり，必ず鑑別診断のなかに含めて早期の診断を心掛ける
- 少しでもACSを疑ったら，受診後10分以内に心電図をとり，心筋バイオマーカーを提出する．STEMIであれば，心筋バイオマーカーの結果を待たずに循環器専門医にコンサルトする
- ACSの初期治療として，$SpO_2 < 90\%$または心不全徴候があれば酸素投与をし，抗血小板薬と硝酸薬投与，必要に応じて鎮痛薬投与を行う

文献

1) Canto JG, et al：Prevalence, clinical characteristics, and mortality among patients with myocardial infarction presenting without chest pain. JAMA, 283：3223-3229, 2000（PMID：10866870）

第2章 救急・一般外来で遭遇するcommon diseaseの診かた

§3 女性の腹痛・高齢者の腹痛

① 女性の下腹部痛

0 はじめに

　女性の下腹部痛は特別なアプローチが必要になります．急性虫垂炎や大腸憩室炎のように性別に関係なくみられる腹痛に加えて，**妊娠に関連した腹痛，さらに女性特有の腹痛（骨盤腹膜炎，卵巣茎捻転など）**があるため，鑑別診断を考えるうえで注意が必要です．本稿では女性の下腹部痛に対するアプローチを概説します．

1 最初に異所性妊娠を除外する

　異所性妊娠は時に出血性ショックに至るため，妊娠可能な年齢の女性の急性腹症のうちで，まず除外が必要な疾患です．このときに注意が必要なのは，**病歴だけで妊娠を否定できない**点です．病歴聴取で聞く内容は非常にセンシティブな内容ですので，**きちんとプライバシーが保たれた場所で聞く**ことが大切です．
　妊娠可能な年齢の女性では以下の内容を確認します．

- いつ最終月経があったのかに加えて，その1つ前の月経の日，いつもの月経と比較して量や色の違いはないか（月経と不正性器出血の区別をするためです）
- コンドームの使用などの避妊方法と使用状況について

> **Point & Pitfall**
> ただ，聴取した病歴が必ずしも正しいとは限りませんし，さまざまな理由で患者さんが本当のことを伝えない場合があります．病歴で妊娠を100％否定できないわけですから，妊娠可能な年齢の女性の下腹部痛をみたら，まず妊娠反応を確認するようにしましょう．

異所性妊娠は**妊娠6～7週**に多いです．妊娠反応が陽性とならない妊娠4週未満に問題となることはないと考えてよいため，**妊娠反応が陰性の下腹部痛では異所性妊娠以外の原因**を考えます．

妊娠反応が陽性の場合，胎嚢が子宮内にあるかを確認しますが，体型によっては腹壁からの超音波検査で観察がしにくいことがあります．可能であれば，産婦人科医にコンサルトし経腟超音波検査で確認してもらいましょう．

> **Point & Pitfall**
> 子宮内であっても，卵管との移行部や子宮頸部に胎嚢を認めた場合には，異所性妊娠と同様の経過をとるため注意が必要です．

2 妊娠反応陰性なら，骨盤内腫瘍があるかを確認

女性の下腹部痛で妊娠が否定されたときには，**子宮，卵巣に由来する腹痛**であるかを確認します．卵巣茎捻転は女性に特有な急性腹症の1つです．超音波検査で卵巣腫瘍を認めた場合にはこの疾患を疑います．

卵巣茎捻転は，成熟嚢胞性奇形腫や機能性嚢胞など，周囲との癒着を生じにくい良性腫瘍に合併しやすいとされます．特に**径6 cmの腫瘤では捻転のリスクが高いです**[1]．**突然発症の片側の下腹部痛かつ，卵巣腫瘍を認めたら茎捻転を疑います**．強い腹痛が持続し緊急手術の適応となるので，産婦人科にコンサルトしましょう．

排卵期・黄体期に発症した腹痛の場合には卵巣出血が鑑別にあがります．多くは保存治療で対応可能ですが，時に大量出血をきたすことがあり，その場合には緊急手術の適応となります．**腹部超音波検査で腹腔内出血の有無を確認し**ましょう．

妊娠反応陰性で骨盤内腫瘤もないときはそのほかを鑑別に

1) 骨盤内炎症性疾患（PID）

　　女性特有の疾患としては，**骨盤内炎症性疾患（PID）**が鑑別にあがります．PID とは，子宮頸管より上部の生殖器の感染症を指します．具体的には子宮内膜炎，子宮留膿腫，付属器炎，卵管卵巣膿瘍，骨盤腹膜炎などを含む疾患の総称です．

　　性的活動のある特に若い女性，複数の性的パートナーをもつ女性，クラミジア感染の既往，性感染症をもつパートナー，PIDの既往などが危険因子となります[2]．特にこのようなリスク因子をもつ女性に帯下異常，性交時出血，下腹部痛，右上腹部痛，発熱などを認めたら，PIDを疑います．PIDの診断基準を**表1**に示します．

表1　骨盤内炎症性疾患（PID）の診断基準

（必須診断基準）
1. 下腹痛，下腹部圧痛
2. 子宮，付属器の圧痛
（付加診断基準および特異的診断基準）
1. 体温 ≧ 38.0℃
2. 白血球増加
3. CRP の上昇
4. 経腟超音波検査やMRIによる膿瘍像確認
5. 原因微生物の培養もしくは抗原検査，遺伝子検査による同定

（文献3より抜粋）

2) Fitz-Hugh-Curtis症候群

　　また，**炎症が肝表面に波及して肝周囲炎をきたす**ことがあります．その場合，右上腹部痛を訴え，身体診察では肝叩打痛を認めます（**Fitz-Hugh-Curtis症候群**）．右上腹部痛をきたすほかの疾患（急性胆嚢炎など）も鑑別にあがりますが，造影CTで肝表面に造影効果を認めることから同症候群が診断できます．

3) 男女共通の疾患

このカテゴリに属する腹痛の場合，女性特有の疾患に加えて，急性虫垂炎や大腸憩室炎など性別に関係なくみられる腹痛も鑑別にあがります．

Summary

- 女性の下腹部痛では，妊娠に関連した腹痛，女性特有の腹痛，男女共通にみられる腹痛に分けて考える
- 女性の下腹部痛に遭遇したら，病歴聴取の際に月経歴，帯下の有無，性行歴を必ず確認する．ただし，得られた情報が必ずしも正しくないことを心得る
- 妊娠可能な年齢の女性が下腹部痛を訴えていたら，まず妊娠反応を確認して異所性妊娠を除外する
- 異所性妊娠が否定されたら，腹部超音波検査で卵巣腫瘍，腹腔内出血の有無を確認し，上記の検査がいずれも陰性の場合には，PIDの可能性や急性虫垂炎など男女共通の疾患を考える

文献

1) 第IX章：急性腹症の鑑別診断．「急性腹症診療ガイドライン2015」(急性腹症診療ガイドライン出版委員会/編)，pp143-144，医学書院，2015
2) Ross J：Pelvic inflammatory disease：Pathogenesis, microbiology, and risk factors, UpToDate®, 2024
https://www.uptodate.com/contents/pelvic-inflammatory-disease-pathogenesis-microbiology-and-risk-factors（2024年12月閲覧）
3) CQ109：骨盤内炎症性疾患(PID)の診断は？「産婦人科診療ガイドライン婦人科外来編2023」(日本産科婦人科学会，日本産婦人科医会/編)，pp24-26，日本産科婦人科学会，2023

謝辞

本原稿の執筆にあたっては柴田綾子先生(淀川キリスト教病院 産婦人科)にご監修をいただきました．この場を借りて御礼申し上げます．

第2章 救急・一般外来で遭遇するcommon diseaseの診かた

§3 女性の腹痛・高齢者の腹痛

② 高齢者の腹痛

0 はじめに

　アメリカでの報告では，救急外来受診の理由で最も多いのが腹痛で，高齢者では4番目に多い理由とされます[1]．また，少し古いデータですが，腹痛を訴えて受診した高齢者の3分の1が外科的治療を要し，若年者と比べて死亡率は3〜5倍高いと報告されています[2]．

　高齢者の腹痛は，**急性腹症のなかでも診断の難易度が高くて，重症例に遭遇する可能性が高いグループ**です．本書は急性腹症をテーマにしていますが，腹部疾患があるにもかかわらず腹痛を主訴としないで病院へ搬送される高齢者も少なくありません．いつもと比べて元気がない，ADLが低下した，食事を食べなくなったなどの理由で病院を受診し，じつは重大な疾患（腹部疾患を含む）が発見されるということは，しばしばあります．

> **‼ Point & Pitfall**
> 腹痛を訴えて受診した場合でも，若い人と比べると重篤な疾患をもつ可能性が高く，しかも症状や身体所見が非典型的である場合が多いために注意を要します．

❶ 高齢者の病歴聴取は難しい

　高齢者は**視力，聴力が低下**していることが多く，加えて**認知機能の低下**を伴うことがあります．そのため，若い人と比べると本人からの病歴聴取が難しくなります．また，本人が症状をうまく伝えられない，または認識していないこともあります．

> **⚠ Point & Pitfall**
>
> 本人からの病歴聴取に過度に依存することなく，家族や施設職員からの聞きとりが重要となります．それができないときには，潔く諦めて検査を行うべきです．

❷ 高齢者の腹痛は非典型的な症状・経過に注意

　高齢者を診る際に注意が必要なのは，**非典型的な症状を訴えて受診することが多い**ことです．腹痛を訴えて受診する以外に，先述したように「元気がない」，「ADLが低下した」，「食事を食べなくなった」などに気づかれて，家族や施設の職員が病院へ連れてくることもあります．また，認知機能の低下などがあり，本人は症状を訴えられないことも少なくありません．加えて，高齢者は生理的機能が低下しているなどの理由により，腹膜炎のように腹腔内で重大なことが起きていても，症状や身体所見として発現しにくい特徴があります．

1）腹膜炎の例

　たとえば，腸管穿孔による腹膜炎があっても，**腹膜刺激症状がはっきりしない**とか，**腹筋が少ないため筋性防御がわかりづらい**などのようなことが起こりえます．症状が顕在化しにくく受診が遅れることに加えて経過が非典型的であることは，時に診断の遅れにつながります．

> **⚠ Point & Pitfall**
>
> このようなことから，病歴と身体診察のみから診断を詰めることは非常に難しく，それだけですますことには大きなリスクを伴います．したがって，高齢者の腹痛（およびそれ以外の訴えについても）については，通常より閾値を低くして，注意深く臨む必要があります．

2) 急性虫垂炎の例

　そのほかの例をあげると，急性虫垂炎の典型的な経過は心窩部痛→悪心・嘔吐，食欲低下→痛みが右下腹部に移動ですが，高齢者の場合には心窩部痛で受診することはあまりありません．**2〜3日食欲が低下して元気がなく下腹部痛を訴えて受診すると，すでに虫垂は穿孔して腹膜炎をきたしていた**，という経過であったりします．ある報告では，穿孔に至った高齢者の急性虫垂炎で典型的な症状を呈したのはたった17％だったとされます[3]．

> **Point & Pitfall**
>
> 高齢者では非典型的な症状がいかに多いかがわかると思います．このような症例に遭遇して，経過が典型的でないということから急性虫垂炎を除外してしまうと診断の遅れを招いてしまいます．

3 高齢者は血管性疾患のリスクが高い

　高齢者は**高血圧症，脂質異常症，糖尿病**などの併存疾患をもつ人が多いです．そのため，高齢者が腹痛を主訴に医療機関を受診したら，**必ず血管性病変を鑑別診断にあげる**習慣をつけましょう．具体的には，心筋梗塞，大動脈解離，腹部大動脈瘤，腸管膜動脈閉塞症などがあります．

> **Point & Pitfall**
>
> これらの疾患は，たとえば心電図，超音波検査，造影CTを行わなければ診断できません．病歴聴取と身体診察だけでは除外できないことを肝に銘じて，迅速に検査を行うことが大切です．これらの疾患は診断の遅れが予後に直結するため，少しでも疾患の可能性があれば検査を行うべきです．

1) 心筋梗塞の例

急性冠症候群の項〔第2章-§2-2（p. 154）〕でも触れましたが，**臍より上の痛みを訴える高齢者では，まず心電図をとりましょう**．ほかのことより優先して心電図をとれば，心筋梗塞を見逃す可能性は低くなりますし，その後の迅速な対応につなげることができます．

2) 腸間膜動脈閉塞症の例

腸間膜動脈閉塞症は，腹痛の訴えが強いにもかかわらず，腹部所見に乏しいのが特徴です〔第2章-§1-11（p. 141）参照〕．病状が進み腸管壊死に至ると，圧痛や反跳痛が出現します．

腸管壊死に至る前の段階で診断するには，**強い腹痛を訴える高齢者に遭遇したら，たとえ腹部所見が乏しくても造影CTを撮影する**ことが大切です．単純CTのみでは診断は難しいです．

4 高齢者の便秘には要注意

普段便秘がない，あるいは便秘はあるものの治療により排便コントロールがついている高齢者が，腹痛や腹部膨満感を訴えて医療機関を受診したら要注意です．

腹部X線写真で大腸に便があるから便秘だろう，と考えて浣腸を施したらS状結腸の穿孔をきたした，などということになりかねません．急性（ここでいう急性は数日から数週間の範囲を指します）の便秘を診たら，**必ず大腸がんをはじめとする器質的疾患を除外**してから，下剤や浣腸の処方を考慮しましょう．

> **Point & Pitfall**
>
> 高齢者では複数の薬剤が処方されていることが少なくなく，それらの副作用による便秘の可能性も十分にあります．ただ，そのように思い込んでしまい器質的疾患の除外を怠ると，痛い目にあうことがあります．

また，"便秘"と腹痛を訴えて医療機関を受診した患者さんでは，**必ず直腸診を行い直腸がん，糞便塞栓，直腸脱などの異常がないかを確認**します．排便も排ガスもない**obstipationは腸管の高度狭窄によるもので，安易に下剤をかけたりしてはいけません．**高齢者の下部消化管穿孔の原因としては，そのほかに憩室穿孔と宿便潰瘍からの穿孔があります．

‼️ Point & Pitfall

便秘自体が腹部不快感をきたすことはありますが，救急外来を受診するような腹痛を訴えている場合にはそれ以外のことが起きていると考えるべきで，安易に「便秘」として対応してはいけません．また，浣腸後に急に腹痛を訴えたり，血圧低下などバイタルサインの変動をきたした場合には，大腸の穿孔を疑うべきです．

Summary

- 高齢者の腹痛は，重篤な疾患があっても顕在化しにくく，非典型的な経過をとる
- 高齢者ではさまざまな理由から病歴聴取が難しく，生理機能の低下や服用する薬物の影響により身体所見や血液検査の異常が顕れにくい．そのため，画像検査を行う閾値を低くして臨むことが大切である
- 高齢者では血管性疾患のリスクが高いため，見逃すと致命的となる血管性疾患をまず鑑別診断にあげて検査を行う姿勢をもつことが大事である
- 高齢者の"便秘"には注意して臨み，腸管の器質的疾患が隠れていないかをまず確認する習慣をつける

文献

1) Leuthauser A & McVane B：Abdominal Pain in the Geriatric Patient. Emerg Med Clin North Am, 34：363-375, 2016（PMID：27133249）
2) Brewer BJ, et al：Abdominal pain. An analysis of 1,000 consecutive cases in a University Hospital emergency room. Am J Surg, 131：219-223, 1976（PMID：1251963）
3) Paranjape C, et al：Appendicitis in the elderly：a change in the laparoscopic era. Surg Endosc, 21：777-781, 2007（PMID：17285390）

第2章 救急・一般外来で遭遇するcommon diseaseの診かた

§4 救急外来での実際：Case study

① 急な心窩部痛を自覚した症例

◇症例

- **患　者**：50歳代女性
- **セッティング**：救急室
- **主　訴**：心窩部痛
- **現病歴**：職業は眼科医．外勤先からクリニックに帰る途中の電車内で昼寝をしていたとき，急に心窩部痛を自覚して目が覚めた．鈍痛が持続し，その後右背部へ痛みが移動する感覚があった．クリニックに戻り尿検査を施行したところ尿潜血3＋であったため，尿管結石を疑い，当院の救急室を午後9時にwalk inで受診した．その日の救急当直はたまたま泌尿器科医であり，彼は尿管結石を疑い診察を開始した．しかし，腰背部痛はなく，CVA tendernessもなし．尿管結石を疑い単純CTを撮像したものの，水腎症もなく，尿管結石もなし．たまたま院内にいた筆者に連絡があり，診察することとなった．
- **既往歴**：なし
- **常用薬**：なし
- **アレルギー**：なし

1 病歴の解釈

腹痛＋尿潜血からは，尿管結石を疑いたくなる気持ちはわかります．ここで，尿管結石の典型的なゲシュタルトを知っていることが大切です．

通常，**典型的な尿管結石は肥満体型の男性が明け方，冷や汗をかきかき，痛みを主訴に受診**します．

> **MEMO** イタリアからの報告では，午前4時36分が尿管結石の好発時間だとか[1]．

尿管結石は内臓痛で発症することが多く，病歴では片側性の間欠的な側腹部痛が一般的です．なぜなら尿管は平滑筋を有する管腔臓器であり，そこに結石が存在すると，生体としては排石しようとして，尿管が収縮するために間欠痛として表現されうるからです．

さて本症例はどうでしょうか．心窩部痛が主訴で，しかも痛みが持続しています．尿管結石の好発年齢でも好発部位でもなく，痛みの性状からも，尿管結石とは言えません．ですが，もっと大切な病歴があります．

先にも述べましたが，急性腹症では，**発症様式（onset）と時間的経過（time course）を意識すること**が重要です．重視したいのはonsetであり，つまり，昼下がりに電車で昼寝をしているときに痛みで覚醒したという病歴です．これはsudden onset（突然発症）の病歴にほかなりません．

!! Point & Pitfall

同様に，夜間寝ているときに痛みで覚醒した，という病歴も重要です．通常は痛みを自覚するはずのない時間帯なのに痛みで起きたということは，生体によほどの侵襲がかかったという認識・センスをもちましょう．

筆者はこの患者さんの病歴を"**突然発症の心窩部痛**"と解釈し，さらに痛みが右背部に移動したという経過から，大動脈解離を疑いました．解剖学的に心窩部に位置する血管は腹腔動脈です．そこが解離したと考えたわけです．

では，次にどんな身体所見を確認し，どんな検査を選択しましょうか．

2 身体所見の解釈

- 全身状態良好，血圧120/60 mmHg，脈拍80回/分・regular，体温36.3℃，呼吸数16回/分，SpO$_2$：99％（室内気）
- 冷や汗なし．顔色良好
- 頭頸部に異常なし，胸部に異常なし
- 腹部は平坦・軟で心窩部に自発痛・圧痛を認めるものの，腹膜刺激症状なし

さて，ここで重要なのは，心窩部に強い痛みを訴えているものの，腹部所見は症状に比して重症感に乏しい，という点です．病歴から血管の解離を疑っているので腹部所見で腹膜刺激症状を認めたら逆に困ります（当然，腹膜刺激症状はないだろうと意識しながら，お腹を触診しています）．古くから言われているパールに，**血管疾患は自覚症状に比して腹部所見が軽微である**（自覚症状と腹部所見に乖離がある）というのが知られていますが，このケースもまさにそうでした．

ここで次にどんな診察を加えるでしょうか？　エコー（超音波検査）で偽腔を確認するという作業に移るという医師もいるでしょう．時代はPOCUS全盛期，エコーを診察道具の1つとして活用しようという流れです．筆者もエコーを日常臨床で用いますが，血管の解離に関しては正直自信がありません．エコーでの診断にこだわった挙句，診断のdelayが起きてはいけないので，個人的には**解離を疑ったら躊躇なく造影CTを施行する**プロセスを常としています．

ただ，造影CTを行う前に1つ確認したい身体診察があります．それは聴診器を用いた聴診です．聴診器のヘッドを患者さんの痛がる部位に当てたところ，**"シューシュー"というブルイ**が聴取で聞こえました．これは，血管の解離に伴い生じた血流の乱流を反映した所見と考えられます．

MEMO　患者さんには申しわけないですが，筆者はこの所見を耳にして，感動を覚えました．誤解のないように申し添えますが，筆者は一挙一動の身体診察に感動を覚えることが臨床医の資質として重要と考えており，ひいては患者さんのためになると考えています．病歴でいくつかの診断仮説をあぶりだし，その仮説を身体診察で検証する作業は，内科医の基本です．

3 選択すべき検査

　病歴・身体所見より，腹腔動脈解離を第一に疑いました．次に行うべきは，**20Gの太いルート針で造影ルートを確保しながら，造影CTを撮像する**という流れになります．

　血液検査も提出しますが，この場合，血液検査で認められる炎症反応は診断仮説を上げ下げする過程になんら影響を及ぼさないので，あえて確認する必要はないかもしれません．最低限，造影CTを行ううえで腎機能が問題ないかどうかを確認する程度の採血です．人によってはD-dimerの測定を行う場合もあるかもしれませんが，それも診断を確定するうえでは必ずしも必要ではありません．ここでは**造影CTで腹腔動脈に解離がないかどうかを確認する**だけでよいです．これが狙った検査になるわけです．

　このとき，大事なポイントがあります．本邦では放射線科読影医が常駐する施設は多いと思われますが，臨床医はなるべく，読影医に必要かつ十分な臨床情報を提供する必要があります．したがって，**CTをオーダーするときも，「病歴・身体所見から○○の可能性を疑っています」と，具体的にオーダー入力**したいものです．

> **MEMO**　以前大学病院で研修医を指導していたとき，あまりに腹痛患者さんに安易にCTをオーダーする場面を目撃し，彼らのカルテを覗いたところ，CTのオーダー画面には腹痛精査の4文字しか並んでいませんでした．これではいつまでたっても，腹痛診療の醍醐味を味わうことはできません．病歴・診察不在の環境下で撮像されたCT画像は，画像でdetectされた異常を治療対象としてしまう，という危ない診療スタイルになってしまいます．

!! Point & Pitfall

初学者の場合，具体的な病名が浮かばなくても構いませんが，患者さんの語る病歴をせめてonset, time courseから，解剖学的にどこの臓器・血管が，どんな病態生理が起こっているのかを頭でイメージしたうえで，画像読影医に臨床情報を提供するように心がけたいものです．その地道な努力が実を結ぶ日は必ず来ます．

4 診断とその後

　幸い，筆者の施設の読影医は臨床情報を重視してくださいます．本症例でも解離を疑って造影CTを施行し，読影医の携帯電話に連絡したところ，遠隔で読影してくださいました．結果は腹腔動脈解離でした（**図1**）．

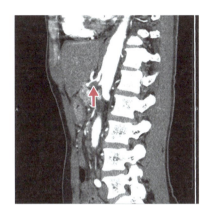

図1　本症例のCT画像（矢状断）
腹腔動脈の狭小化と，解離腔と思われる軟部陰影を認める（↑）．

　当院には血管外科医が常駐していないので，近隣の高次医療機関に転院搬送しました．後日電話で様子を確認したところ保存的治療で軽快し，1週間ほどで自宅退院されたようです．

◆　◆　◆

　さて，いかがでしたでしょうか．どんなセッティングにおいても，患者さんの語る病歴が第一です．病歴を紐解くことで得られる仮説を身体所見で検証し，検査で確定に至る，このプロセスのくり返しが，確かな臨床力をつけてくれると信じています．

文献
1) Manfredini R, et al：Circadian pattern in occurrence of renal colic in an emergency department: analysis of patients' notes. BMJ, 324：767, 2002（PMID：11923160）

第2章 救急・一般外来で遭遇するcommon diseaseの診かた

§4 救急外来での実際：Case study

② 感冒様症状が先行してから上腹部痛を自覚した症例

◇症例

- **患　者**：30歳代後半女性
- **セッティング**：救急室
- **主　訴**：腹痛
- **現病歴**：来院前日から倦怠感，発熱，関節痛を自覚し，来院当日の朝から上腹部痛と嘔気を自覚したため内科外来を受診した．Sick contactとして3週間前に3歳の長男が感冒だったそうである．
- **既往歴**：特記事項なし
- **常用薬**：なし
- **アレルギー**：なし

① 病歴の解釈

腹痛のOPQRSTは以下の通りでした．

- O：急性発症
- P：寝て静かにしていると楽，歩行や深呼吸で痛みが響く
- Q：鈍い
- R：右上腹部が痛い，放散痛なし，下痢なし
- S：5/10
- T：徐々に増強している

この病歴からは急性かつ持続性の腹痛であり，深呼吸や歩行で痛みが響くことから，**体性痛のプレゼンテーションで何らかの原因で漿膜に炎症**が及んでいると解釈できます．

② 身体所見の解釈

- 意識清明，血圧98/47mmHg，脈拍105回/分・regular，体温40.2℃，呼吸数24回/分，SpO$_2$：92％（室内気）
- 全身状態：顔色やや不良，呼吸促迫あり
- 腹部は平坦，軟，右上腹部に圧痛なし
- 皮疹なし

頻呼吸と低酸素，**pre-shockバイタル**と判断できます．迅速に介入を行ったほうがよさそうな所見ですね．ただ腹腔内疾患にしては低酸素と頻呼吸が合いません．**漿膜炎で頻呼吸/低酸素が伴う場合は，横隔膜より上の胸腔内疾患を念頭に置いたほうがよい**と考え，腹部の診察のみならず，胸部も含めた全身の身体所見をとりました．

診察所見は，腹部は平坦，軟．右上腹部に圧痛・皮疹なし．患者さんの背中側から回って背部の診察を行うと，**右下肺で全吸気にわたって水泡音（coarse crackles）**が聴取できました．

3 選択すべき検査

　この時点で**肺炎を疑い**，胸部単純X線写真を施行しました（**図1**）．胸部単純写真に並行して，血液検査，尿中抗原検査，血液ガスを提出しました（**図2**）．尿中抗原検査は基本的に市中肺炎を疑った時点で，ほぼルーチンに測定することが多いと思います．

A）正面像

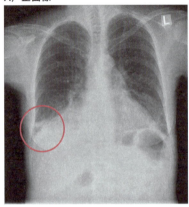

B）側面像

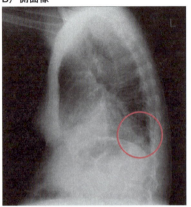

図1　本症例の単純X線像

血算			生化学			血液ガス（Vgas）	
WBC	19,200/μL	Na	134 mEq/L	TP	5.4 g/dL	pH	7.43
RBC	330万/μL	K	3.4 mEq/L	ALB	2.8 g/dL	pCO$_2$	30.9 mmHg
Hgb	9.5 g/dL	Cl	102 mEq/L	LDH	271 IU/L	pO$_2$	25.5 mmHg
Hct	28.7%	UA	3.4 mg/dL	AST	19 IU/L	HCO$_3^-$	20.3 mmol/L
MCV	86.9fl	BUN	7.1 mg/dL	ALT	13 IU/L	BE	−2.9
Plt	18.5万/μL	Crea	0.90 mg/dL	ALP	599 IU/L		
				gGTP	6 IU/L	尿中抗原	
				CRP	10.54 mg/dL	肺炎球菌抗原：陽性	
						レジオネラ抗原：陰性	

図2　血液・生化学所見

　図1の画像からどこに異常があるかわかりますか．―で囲ったところが異常ですね．**右下肺背側に浸潤影があり，側面像ではより明瞭**です．したがって診断は右下葉肺炎となりました．なお，血液検査（**図2**）では炎症反応の上昇を認め，**尿中肺炎球菌抗原陽性**と判明しました．

4 診断とその後

その後，抗菌薬の点滴が開始され，患者さんの腹痛は速やかに軽快しました．この症例から得られる learning point は，肺炎でも腹痛・嘔吐をきたしうるということですね．

> **Point & Pitfall**
>
> 一見すると消化器症状なので，腹腔内ばかりに目が奪われがちですが，詳細な病歴とバイタルサイン・身体所見の検討により，患者さんの主病態は腹腔内ではなく胸腔内にあることが示された好例と考えています．

MEMO じつは同様のストーリーが1993年のNew England Journal of Medicineに"Sounds In the Attic"（屋根裏の音＝呼吸音も聞き逃してはならない）というテーマで描かれています[1]．

文献

1) Duffy TP：CLINICAL PROBLEM-SOLVING：Sounds in the Attic. N Engl J Med, 328：44-47, 1993
https://www.nejm.org/doi/abs/10.1056/NEJM199301073280108（2024年12月閲覧）

索引 INDEX

数字・欧文

数字

1型糖尿病 149

A～D

ABCD 13, 33
ACNES 55
ACS **154**, 167
AGML **134**
Alvaradoスコア 90
Bacteroides 131
beak sign 102
Boerhaave症候群 158
BTS（bridge to surgery）104
Carnett徴候 **54**
*CD*感染 109
Charcotの三徴 117
CKD 147
closed eye sign 45
closed-loop型腸閉塞 99
*Clostridioides difficile*感染 109
Cullen徴候 123
DIC 131
DKA 20, **149**

F～I

Fitz-Hugh-Curtis症候群 52, 162

Grey-Turner徴候 123
HANG-IV 98
*Helicobacter pylori*感染 134
Henderson-Hasselbalch式 35
Henderson式 35
HHS 150
*HP*感染 134
IgA血管炎 109

K～M

Kummel点 88
Kussmaul呼吸 151
Lanz点 54, 88
McBurney点 54, 88
mesenteric ischemia 141
metallic sound（金属性有響音）101
Mirizzi症候群 113
Monroe点 88
Murphy徴候 52, 113

N～P

NOMI 142
NRS 26
NSAIDs 19, 115, 134
NSTE-ACS 156
numerical rating scale 26
obstipation 99, 168
onset（発症様式）**22**
OPQRST **22**
pain on percussion 47
palliative/provocative factor（寛解/増悪因子）**24**

Pancreatitis Bundles 2021 127
pelvic appendicitis 48
percussion tenderness 45
PID 20, 162
pre-shockバイタル 175

Q～S

quality（痛みの性状）**25**
region（部位）**25**
Reynold五徴 117
Rovsing徴候 54, 89
RSH 55
SAMPLE **18**
SBP 75, 80
severity/associated symptom（強さ・随伴症状）**26**
SGLT2阻害薬 149
SIRS 121, 131
smaller SMV sign 144
sonographic Murphy徴候 52, 114
Sounds In the Attic 177
SpO_2 33
STEMI 154
ST上昇型心筋梗塞 154

T～W

time course（時間の経過）**27**
trigger point注射 57
VINDICATE！！！P 62
whirl sign 102

太字は主要に扱う箇所

INDEX

和文

あ・い

- アジ ... 138
- アシデミア ... 151
- アシドーシス ... 35
- アセトン臭 ... 151
- 圧痛 ... 46
- アテローム性動脈硬化症 ... 142
- アナフィラキシー ... 139
- アニオンギャップ開大性代謝性アシドーシス ... 151
- アニサキス ... **138**
- アニサキスアレルギー ... 139
- アルコール ... 121
- アルコール性膵炎 ... 123
- アレルギー ... **19**
- アロディニア ... 57
- 胃アニサキス症 ... 138
- 胃炎 ... 135
- イカ ... 138
- 胃潰瘍 ... 24, 134
- 胃管 ... 103
- 医原性食道破裂 ... 158
- 意識レベル ... 33
- 異所性妊娠 ... 14, **160**
- 胃腸炎 ... 64
- 胃出口狭窄 ... 135
- 胃びらん ... 135
- 違法薬物 ... 108
- イレウス ... 97, 107
- イレウス管 ... 103
- イワシ ... 138
- 飲酒 ... 21

う〜お

- インスリン ... 152
- 運動 ... 108
- 壊死性膵炎 ... 125
- 潰瘍性大腸炎 ... 108
- 壊疽性胆嚢炎 ... 111
- 炎症性腸疾患 ... 109
- 嘔気 ... 174
- 黄疸 ... **79**, 122
- 嘔吐 ... **82**
- 悪寒戦慄 ... 84
- オピオイド ... 116
- オランザピン ... 150
- 温痛覚過敏 ... 57
- 温度 ... 47

か

- 外観 ... 36
- 外傷 ... 134
- 海水魚 ... 139
- 解剖学的アプローチ ... **66**
- 顔色不良 ... 36
- 化学的刺激による腹膜炎（chemical peritonitis） ... 131
- 覚せい剤 ... 108
- 家族性地中海熱 ... 149
- 下腸間膜動脈 ... 141
- カツオ ... 138
- カテコラミン・リリース ... **36**
- 下腹部 ... **72**
- 下腹部正中（恥骨上）の痛み ... 73
- 下部消化管穿孔 ... 168
- 下壁梗塞 ... 156
- 肝がん破裂 ... 14
- 冠危険因子 ... 156
- 肝叩打痛 ... 162
- 肝硬変 ... 40, 79
- 間質性浮腫性膵炎 ... 125
- 肝腫大 ... 40, 80
- 関節痛 ... 174
- 感染性胃腸炎 ... 83
- 感染性大腸炎 ... 79
- 肝濁音 ... 45
- 肝膿瘍 ... 52, 119
- 鑑別診断 ... 59, 62, 66, 77
- 感冒様症状 ... **174**
- 顔面蒼白 ... 36
- 関連痛 ... **31**
- 緩和型胃アニサキス症 ... 139
- 緩和型腸アニサキス症 ... 139

き

- 既往歴 ... **20**
- 気胸 ... 158
- 基礎体温 ... 21
- 喫煙 ... 21, 71
- 気道 ... 33
- 気尿症 ... 94
- 基本情報収集 ... **18**
- 急性胃拡張 ... 40
- 急性胃腸炎 ... 82
- 急性胃粘膜病変 ... **134**
- 急性肝炎 ... 118
- 急性冠症候群 ... **154**, 167
- 急性心筋梗塞 ... 14, 150
- 急性膵炎 ... 23, 24, **121**, 150
- 急性胆管炎 ... 115, **117**

179

急性胆嚢炎 …… 52, **111**	月経 …… 160	骨盤内炎症性疾患 …… 20, 162
急性虫垂炎 …… 27, **86**, 166	月経開始日 …… 20	骨盤内腫瘍 …… **161**
急性腸炎 …… 46, 81	月経周期 …… 20	骨盤内腫瘤 …… 40
急性腸管虚血 …… 14	血栓症 …… 146	骨盤内虫垂 …… 89
急性腸間膜虚血 …… 141, 159	血栓性動脈閉塞 …… 107	骨盤腹膜炎 …… 162
急性腹症 …… **12**	血栓塞栓症 …… 146	
急性副腎不全 …… 149	血中アミラーゼ（±p型アミラーゼ） …… 123	**さ**
急性ポルフィリン症 …… 149		サイアザイド系利尿薬 …… 150
狭窄 …… 94	血中リパーゼ …… 123	細菌性腹膜炎 …… 131, 142
狭心症 …… 24	結腸膀胱瘻 …… 94	細菌尿 …… 94
胸膜性胸痛 …… 158	血尿 …… 146	最終飲食 …… **21**
共鳴音（hyperresonance） 45	血便 …… 77	最終月経 …… 160
魚介類 …… 138	ケトアシドーシス …… 149	最終月経開始日 …… 20
魚介類の生食後 …… 138	ケトーシス …… 151	臍ヘルニア …… 40
虚血 …… 47	下痢 …… **81**	サケ …… 138
虚血性大腸炎 …… 79, **106**	ケルクリング襞 …… 101	サバ …… 138
緊急手術 …… 13	倦怠感 …… 174	サンマ …… 138
緊急性 …… **63**		
菌血症 …… 34	**こ**	**し**
筋性防御 …… 346	高カルシウム血症 …… 20	志賀毒素産生性大腸菌感染 79
金属性有響音 …… 44	交感神経 …… 36	時間的経過 …… 170
	交感神経刺激薬 …… 150	子宮筋腫 …… 40
く・け	高血圧症 …… 146	子宮内膜炎 …… 162
クラミジア感染 …… 162	高血糖 …… 149	子宮留膿腫 …… 162
グラム陰性桿菌 …… 131	膠原病 …… 60	自己拡張型金属ステント …… 104
クロザピン …… 150	高浸透圧高血糖症候群 …… 150	
憩室 …… 93	後天性C1インヒビター欠損症 …… 149	脂質異常症 …… 149
憩室穿孔 …… 168		視診 …… **38**
頸動脈 …… 44	絞扼性（複雑性）腸閉塞 …… 23, 47, 97	社会歴 …… 21
劇症型胃アニサキス症 …… 138		重症急性胆管炎 …… 14
血圧 …… 33	高齢者 …… 60, 135, **164**	十二指腸潰瘍 …… 24, 134
血液ガス …… 35, 176	鼓音（tympanic） …… 45	宿便潰瘍 …… 168
血管炎 …… 60	コカイン …… 108	腫瘍 …… 45
血管雑音 …… 44	呼吸 …… 33	腫瘤 …… 47
血管性浮腫 …… 149	呼吸器疾患 …… 61	循環器疾患 …… 61
	黒色便 …… 77	

太字は主要に扱う箇所

消化管出血	77	
消化管穿孔	23, 46, **130**	
消化性潰瘍	20, 79, **134**	
消化性潰瘍穿孔	131	
小球性貧血	136	
上腸間膜動脈	141	
上腸間膜動脈塞栓症・血栓症	23	
小腸閉塞	98	
上腹部	**68**	
上部消化管穿孔	46	
静脈血栓症	142	
初期対応	**12**	
職業	21	
触診	45	
食道破裂	158	
女性患者さん	48	
女性の下腹部痛	**160**	
自律神経線維	29	
腎盂腎炎	148	
侵害受容器	29	
心外膜炎	158	
心窩部痛	70, **169**	
腎機能低下	147	
心筋炎	158	
心筋梗塞	146, 166	
心筋トロポニン	156	
腎血管性高血圧	147	
腎梗塞	**146**, 159	
心臓弁膜症	146	
身体所見	15	
身体診察	15, **38**, **43**, **50**, **52**	
心タンポナーデ	14	
心電図	33	
腎動脈解離	146	

腎動脈雑音	44
心房細動	**61**, 146

す〜そ

膵炎	43
膵酵素測定	123
膵腫瘍	125
随伴する症状	77
膵胞	40
ステロイド	20, 60
性感染症	20, 162
正球性貧血	136
性交時出血	162
成熟嚢胞性奇形腫	161
精巣捻転	50
咳テスト	38
穿孔	94
全身性炎症反応症候群	121, 131
前皮神経絞扼症候群	55
前壁梗塞	156
前立腺肥大	39
総胆管結石	118, 125
塞栓性	107
鼠径ヘルニア	50

た

体温	33
帯下異常	162
代謝	149
体性痛	**31**
大腿ヘルニア	50
大腸がん	81, 109, 167
大腸気腫症	109
大腸菌	131

大腸憩室炎	20, **93**
大腸閉塞	41, 98
大動脈解離	14, 27, 159, 166, 170
濁音（dull）	45
打診	**45**
多臓器不全	131
脱水	152
胆管ドレナージ	119
胆管閉塞	23
胆汁性腹膜炎	111
単純性腸閉塞	97
胆石	121
胆石性膵炎	115, 122
胆石発作	20, 24, **111**
胆泥・胆砂	112
胆道疝痛	112
胆道通過障害	127
胆嚢結石	111
胆嚢腫大	80
胆嚢穿孔	111
胆嚢摘出術	115

ち

着床出血	21
虫垂炎	43
虫垂の穿孔	86
腸アニサキス症	138
腸炎	44
腸管壊死	103
腸管狭窄・閉塞	81
腸管虚血	34, 35, 103
腸管穿孔	103
腸間膜虚血	**141**
腸間膜静脈血栓症	107

181

腸管膜動脈閉塞症 ……… 166	尿管結石 ……… 27, 38, 147, 169	反跳痛 ……… 47
腸重積 ……… 139	尿中抗原検査 ……… 176	汎発性腹膜炎 ……… 14, 46, 75, 94
聴診 ……… **43**	尿毒症 ……… 149	
腸蠕動 ……… 41	尿閉 ……… 39	**ひ**
腸蠕動音 ……… 43	尿量 ……… 33	
腸閉塞 ……… 20, 34, 50, **97**, 139	尿路感染 ……… 94	非ST上昇型急性冠症候群 ……… 156
腸腰筋徴候 ……… **53**, 89	妊娠 ……… 40	膝かかと落としテスト
直腸がん ……… 168	妊娠反応 ……… 21, 161	（heel-drop test）……… 38
直腸診 ……… **47**	認知機能 ……… 60	脾腫 ……… 40, 80
直腸脱 ……… 168	認知機能の低下 ……… 165	非穿孔性虫垂炎 ……… 46
		左下腹部痛 ……… 74
て・と	**ね・の**	左上腹部痛 ……… 71
		避妊薬 ……… 20
低栄養状態 ……… 40	熱傷 ……… 134	皮膚分節 ……… 67
電解質異常 ……… 152	粘膜病変 ……… 135	非閉塞性虚血 ……… 142
糖質ステロイド ……… 150	脳卒中 ……… 150	非閉塞性大腸虚血 ……… 106
透析 ……… **61**	膿瘍 ……… 45, 94	肥満 ……… 40
糖尿病 ……… 135, 146		冷や汗 ……… 36
糖尿病性ケトアシドーシス	**は**	病歴 ……… 15
……… 20, **149**		病歴聴取 ……… 15, **18**, **22**, **28**, 165
動脈解離 ……… 36	肺炎 ……… 157	頻呼吸 ……… 13, 34
動脈血栓症 ……… 142	肺炎球菌抗原 ……… 176	頻度 ……… **63**
動脈硬化性疾患 ……… **61**	排ガス ……… 81	
動脈雑音（ブルイ）……… 44	敗血症 ……… 35, 142	**ふ**
動脈塞栓症 ……… 36, 142	敗血症性ショック ……… 14, 131	
特発性細菌性腹膜炎 ……… 75, 80	肺塞栓症 ……… 157	腹腔動脈 ……… 141, 170
特発性食道破裂 ……… 158	バイタルサイン ……… 13, **33**	腹腔動脈解離 ……… 172
吐血 ……… 77	肺動脈塞栓症 ……… 14	副甲状腺機能亢進症 ……… 149
ドブタミン ……… 150	排便 ……… 81	複雑性（絞扼性）腸閉塞
	ハイリスク ……… **59**	……… 23, 47, 97
な・に	ハウストラ ……… 101	腹水 ……… 40, 80
	播種性血管内凝固症候群	腹直筋血腫 ……… 55
内臓痛 ……… **29**	……… 131	腹部アンギーナ ……… 143
内臓動脈瘤破裂 ……… 14	発症様式 ……… 170	腹部血管 ……… 44
内分泌疾患 ……… 149	発熱 ……… **83**, 174	腹部手術歴 ……… 20
難聴 ……… 60	板状硬 ……… 46	腹部診察 ……… **43**
乳酸（lactate）……… 35	半濁音（resonance）……… 45	腹部大動脈瘤 ……… 44, 166

太字は主要に扱う箇所

腹部大動脈瘤破裂	14, 23
腹部膨隆	**39**
腹膜炎	24, 34, 45, 86, 103, 165
腹膜刺激症状	171
不正出血	20
付属器炎	162
腹筋挫傷	55
不妊治療歴	20
ブルイ	171
フレームワーク	**62**
糞尿症	94
糞便塞栓	168

へ

閉鎖筋徴候	**53**, 89
閉鎖孔ヘルニア	50
閉塞性黄疸	80
併存疾患	**61**
臍周囲	**71**
便通異常	81
便秘	**81**, 167

み〜も

見える腸蠕動（visible peristalsis）	**40**
右下腹部痛	72
右下葉肺炎	176
右上腹部痛	69
脈拍	33
無菌性膿尿	94
無石胆嚢炎	70
免疫チェックポイント阻害薬	150
免疫調節薬	**108**
免疫抑制	20
免疫抑制薬	60
盲腸後虫垂	89
門脈血栓	119

や〜よ

薬剤	**19**
疣贅	146
癒着性腸閉塞	44
幼虫移行症	138

ら〜ろ

卵管卵巣膿瘍	162
卵巣茎捻転	23, 161
卵巣出血	161
卵巣腫瘍	161
卵巣嚢腫	40
冷感	36
レジオネラ抗原	176
瘻孔	94
肋間神経前皮枝	56

これだけ！急性腹症
診療に直結する病歴聴取・身体診察・疾患のエッセンス

2025年2月10日 第1刷発行	編 著	小林健二
	著	中野弘康
	発行人	一戸裕子
	発行所	株式会社 羊 土 社
		〒101-0052
		東京都千代田区神田小川町2-5-1
		TEL　03（5282）1211
		FAX　03（5282）1212
		E-mail　eigyo@yodosha.co.jp
		URL　www.yodosha.co.jp/
ⓒ YODOSHA CO., LTD. 2025	装 幀	Malpu Design（清水良洋）
Printed in Japan	印刷所	株式会社 眞興社
ISBN978-4-7581-2427-0		

本書に掲載する著作物の複製権，上映権，譲渡権，公衆送信権（送信可能化権を含む）は（株）羊土社が保有します．
本書を無断で複製する行為（コピー，スキャン，デジタルデータ化など）は，著作権法上での限られた例外（「私的使用のための複製」など）を除き禁じられています．研究活動，診療を含み業務上使用する目的で上記の行為を行うことは大学，病院，企業などにおける内部的な利用であっても，私的使用には該当せず，違法です．また私的使用のためであっても，代行業者等の第三者に依頼して上記の行為を行うことは違法となります．

JCOPY ＜(社)出版者著作権管理機構 委託出版物＞
本書の無断複写は著作権法上での例外を除き禁じられています．複写される場合は，そのつど事前に，（社）出版者著作権管理機構（TEL 03-5244-5088，FAX 03-5244-5089，e-mail：info@jcopy.or.jp）の許諾を得てください．

乱丁，落丁，印刷の不具合はお取り替えいたします．小社までご連絡ください．